Günter Heede ▪ Dr. med. Wolf Schriewersmann

# Matrix Inform

Heilung im Licht der Quantenphysik
Selbstanwendung leicht gemacht

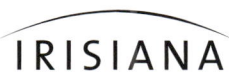

IRISIANA

# Inhalt

# Vorwort

## Sie bekommen eine Einladung

Sehr geehrte Damen und Herren, liebe Leserinnen und Leser! Statt des üblichen Vorworts zu einem Buch erhalten Sie an dieser Stelle eine Einladung zu einem Prozess. Ihre Rolle soll dabei die der Geschworenen sein.

Ja, Sie haben richtig gelesen: Es handelt sich um den Prozess in Sachen Matrix Inform. Von einem solchen Prozess haben Sie noch nie gehört? Dabei handelt es sich um einen der spannendsten Prozesse der Gegenwart, zwar nur einen Indizienprozess, doch gespickt mit ebensolchen aus Vergangenheit und Neuzeit, gespickt mit Hinweisen aus der »alten« Physik ebenso wie zu aktuellen physikalischen Experimenten. Auch wenn Sie zwischendurch den Glauben an sich und uns verlieren, weil Sie merken, dass Sie mit beiden Beinen fest im Nichts stehen – bleiben Sie dran. Auch wenn die Verwirrung noch weiter zunimmt, denn das mit den Beweisen ist hin und wieder eine heikle Angelegenheit.

*Wir laden Sie ein, als Geschworener an einem Prozess teilzunehmen: an dem Prozess in Sachen Matrix Inform.*

Wir, die Verfasser dieses Buches, Günter Heede und Wolf Schriewersmann, fungieren als Anwälte von Matrix Inform. Mit Ihrer Unterstützung möchten wir diesen Indizienprozess gewinnen. Nein,
besser noch: Wir wollen diesen Prozess gleichzeitig in Ihrem ur-
eigensten Interesse führen. Wir möchten Sie für die Sache gewinnen und mit innovativen und grenzüberschreitenden Erfahrungen
bekannt machen.

*Wenn wir Sie neu-*
*gierig gemacht*
*haben, würden wir*
*uns freuen, wenn Sie*
*nun mit uns in die*
*Thematik einsteigen.*

Da wir mittlerweile durch das Gesetz geschützt sind, können wir öf-
fentlich auftreten und unsere Ideen kundtun, ohne fürchten zu
müssen, der Ketzerei und Gotteslästerung für schuldig erklärt und
anschließend verbrannt zu werden, die Approbation zu verlieren
oder ins Ausland auswandern zu müssen. Diese Sorgen haben wir
glücklicherweise hinter uns.

Wenn Sie trotz dieser ehrlich gesagt etwas nebulösen Aufforderung
immer noch als Geschworene mitmachen wollen, folgen Sie uns
nun bitte in die Thematik – insbesondere wenn die folgenden
Punkte auf Sie zutreffen:

▸ Sie akzeptieren nicht nur das, was Sie tatsächlich zu spüren, zu
  sehen oder zu hören glauben.
▸ Sie sind bereit, sich auch zunächst Unvorstellbares vorzustellen,
  etwa sich mit einer Geschwindigkeit von rund 70 000 Stunden-
  kilometern vorwärts zu bewegen – obwohl Sie völlig ruhig und
  entspannt im Wohnzimmer sitzen.
▸ Sie akzeptieren in Fragen der Gesundheit außer der Schulmedizin
  auch Alternativen.

Wir wünschen Ihnen eine spannende Zeit mit Matrix Inform!

*Günter Heede*
*Dr. med. Wolf Schriewersmann*

# Der Fall
# Matrix Inform

## Ein Modell schafft neue Sichtweisen

Der Fall Matrix Inform führt uns in die Welt der Polaritäten: Wir werden über Bewusstsein und Unterbewusstsein, über Krankheit und Gesundheit, alte und neue Physik, Wahrheit und Irrtum, Verstand und Intuition, Materie und leeren Raum sprechen.

Im Mittelpunkt aller Betrachtungen steht der Mensch mit seinen Problemen, Wünschen und Hoffnungen. In der Regel ist es das körperliche Symptom, ein Signal des menschlichen Körpers, dass etwas nicht in Ordnung ist und der Korrektur bedarf: Eine neue Ordnung muss her, und dieser Plan soll mit allen erdenklichen Methoden umgesetzt werden.

Genau wie beim Computer: Ist ein Programm neu installiert, verlangt dies in der Regel einen Neustart des Rechners. Wenn es beim Menschen doch auch so einfach ginge!

## Der Patient wünscht sich Alternativen

Welche Hotline, welche »Kummer-Nummer« man in der individuellen problembehafteten Situation zuerst oder zuletzt wählt, spielt bei unserer Betrachtung keine Rolle und ist auch wieder individuell

*Symptome weisen darauf hin, dass im Körper eine Störung vorliegt. Am Symptom zu kurieren ist jedoch der falsche Ansatz. Die Ursache der Störung wird damit nicht beseitigt und das Ziel nicht erreicht.*

unterschiedlich: Es kann der Freund in der Familie oder die Freundin sein, der Pastor, jemand aus der Gesundheitsszene, ein Arzt, ein Heilpraktiker, ein Physiotherapeut, ein Masseur oder möglicherweise auch der »innere Heiler« – vorausgesetzt, man ignoriert diesen nicht grundsätzlich. Doch kennt mittlerweile sogar die Fernsehwerbung diesen »inneren Heiler«, was bis vor Kurzem noch völlig undenkbar war.

Doch man sieht: Auch in dieser Branche lernt man dazu. Seitens der Werbestrategen – die Schulmedizin hinkt da leider noch etwas hinterher – hat man inzwischen erkannt: Der Mensch als Klient und Hilfesuchender wünscht sich Alternativen, wenn es um seine Heilung geht. Von der klassischen Schulmedizin fühlen sich die Patienten oftmals enttäuscht, wenn es sich nicht gerade um Soforthilfe in akuten Notfallsituationen handelt, in denen der Doktor in Sekundenschnelle mit Blaulicht herbeieilt.

*Das Symptom ist das Zeichen des Körpers für das Verlangen nach notwendiger Veränderung.*

Es sind also eher die chronischen Probleme, die die Menschen nach einer anderen Art der Hilfe suchen lassen. Und Statistiken aus dem Fachgebiet Psychosomatik stimmen bedenklich, wenn von 70 Prozent psychischen Ursachen bei chronischen Erkrankungen gesprochen wird.

# Handauflegen als energetisches Behandlungsverfahren

Jede Mutter kennt es und wendet es unbewusst an, wenn ihr Kind sich wehgetan, wenn es Bauchschmerzen hat oder sich einfach nur unwohl fühlt. Denn dann wird das Kind gehalten, gestreichelt, gerieben und getröstet. Bereits diese Zuwendung bewirkt in den meisten Fällen Linderung oder gar ein sofortiges Verschwinden der Symptome. Diese instinktiven und in jedem Menschen angelegten Handlungen sind reine Energiearbeit.

Dieses Wissen wurde in vielen Kulturen vertieft und ist als Behandlungsmöglichkeit erlernbar. Eine energetische Einflussnahme auf den Körper eines anderen Menschen geschieht in diesen Fällen in der Regel durch das Auflegen einer oder beider Hände.

Hierbei dient der Anwender als Kanal bzw. lässt Energien durch sich in den Körper des Behandelten einfließen oder zieht störende Energien ab. Der Erfolg der Anwendungen hängt deshalb im Wesentlichen vom Energiefeld des Anwenders ab bzw. davon, ob der Anwender eine Anbindung an höhere Energien hat. Je besser die Anbindung an hohe Energien und je klarer und lichtvoller das Energiefeld des Anwenders schwingt, desto mehr verdichtete Energien können bei der behandelten Person wieder ins Fließen gebracht werden (siehe dazu auch S. 23).

Bekannte Methoden wie Quantum Touch, Quantenheilung, Jin Shin Jyutsu, Matrix Energetics und auch Reiki bezeichnen die typische Vorgehensweise gerne als Zwei- bzw. Drei-Punkt-Methode.

## Matrix Inform – Handarbeit der anderen Art

Energiearbeit, wie wir sie mit Matrix Inform praktizieren, ist vollkommen anders. Im Gegensatz zu allen bekannten energetischen Anwendungen fließt durch einen Matrix-Inform-Anwender keine Energie zu seinen Klienten oder umgekehrt; vielmehr stellt der Anwender mittels der Zwei-Punkt-Methode (siehe S. 112ff.) nur eine Verbindung zu den hohen Energien her.

Die Hände des Anwenders sind auch hier – wie in allen bekannten energetischen Heilverfahren – die Werkzeuge, doch nur für einen kurzen Moment. Denn ist die Anbindung an die hohen Energien vorhanden, was in der Regel binnen weniger Sekunden geschieht, ist der Anwender nicht mehr involviert. Die Energien arbeiten nun selbstständig, und das Energiefeld des Klienten wird automatisch von den hohen Energien gereinigt. Verdichtete Energien werden transformiert, also in höhere Schwingungen umgewandelt. Die Schwingungen, die man am dringendsten benötigt, kommen unkompliziert aus dem Universum und versorgen den Klienten mit allem Notwendigen. Automatisch erkennt das Universum, was zu tun ist.

Man kann diesen Vorgang mit dem Öffnen eines Fensters vergleichen: Ist ein Raum für längere Zeit von der Frischluftzufuhr abgeschnitten, verändert sich die Atmosphäre im Raum. Die Sauerstoffmoleküle verbinden sich mit den Partikeln in der Luft oder zerfallen. Durch das Öffnen eines Fensters beginnt ein sofortiger Austausch der verbrauchten Luft durch frische. Bleibt das Fenster geöffnet, gleicht sich die Raumluft immer mehr an die Außenluft an, sowohl in der Temperatur als auch in der Zusammensetzung der Luft.

*Verdichtete, hinderliche Energien werden durch hohe, lichtvolle Energien transformiert; das führt zu einer »Reinigung« des Energiefelds.*

# Wir leben im morphogenetischen Feld

Sehen wir uns den Vorgang aus einem noch einmal anderen Blickwinkel an: Alles ist Energie und schwingt. Jeder Körper hat sein eigenes individuelles Energiefeld oder Schwingungsmuster als sogenanntes morphogenetisches Feld, das ihn umgibt.

Den Begriff des morphogenetischen Felds prägte der britische Autor und Biologe Rupert Sheldrake; in seinen zahlreichen wissenschaftlichen Studien und Experimenten, die er in seinen Büchern veröffentlichte, führte er unzählige Indizien für seine Theorie des morphogenetischen Felds an. Wir übernehmen den Begriff für unsere Methode Matrix Inform, weil er sich am besten für die Erklärung unseres Modells eignet.

»Morphogenetisch« setzt sich aus zwei Wörtern griechischer Herkunft zusammen: aus »Morphe« – Gestalt oder Form – und »Genese« – Ursprung, Entstehung. Das morphogenetische Feld ist demnach gestaltbringend oder formgebend.

Doch wir unterscheiden zwei Arten von Feldern. Neben dem aktiven, etwas hervorbringenden morphogenetischen Feld gibt es noch das passive morphische Feld, das einen Speicher für alle Arten von Informationen darstellt. Wenn auf diese passiv abgespeicherten Informationen Bewusstsein wirkt, entsteht das aktive morphogenetische Feld. Die Einwirkung von Bewusstsein bringt die gespeicherten Informationen in Schwingung; dadurch kann das Gesetz der Resonanz, des Widerhalls, wirken, und gleichartige Informationen beginnen ebenfalls zu schwingen.

## Gleiche Schwingungen ziehen sich an

Nehmen wir einmal an, Sie beschließen, nach zwanzig Jahren endlich Ihren Dachboden aufzuräumen. Dabei stoßen Sie auf eine alte Kiste mit Gegenständen aus Ihrer Kindheit. Sie öffnen die Kiste und finden einen Ihnen sehr vertrauten Gegenstand, etwa eine Fotografie. Sofort steigen Bilder der Erinnerung in Ihnen auf, Erinnerungen an Ereignisse, die Sie im Zusammenhang mit dieser Fotografie erlebt haben. Was ist passiert?

Die Informationen über die Ereignisse waren sowohl im morphischen Feld der Fotografie – also passiv – als auch in Ihrem morphogenetischen Feld gespeichert, also mit Ihrem Bewusstsein belegt.

*Das morphogenetische Feld ist aktiv, es bringt etwas hervor; das morphische Feld ist passiv, in ihm ist etwas gespeichert.*

Sie gingen direkt damit in Resonanz, und alle Erinnerungen waren wieder präsent. Waren es glückliche Momente, erleben Sie Glücksgefühle; waren es traurige, steigt Trauer in Ihnen auf. Waren es schreckliche Erlebnisse, erleben Sie vielleicht alte Traumata erneut. Jeder Gegenstand und jeder Raum hat ein morphisches Feld als Informationsspeicher. Kraft des Bewusstseins eines Menschen werden durch Worte, Gedanken, Gefühle und dergleichen mehr die gespeicherten Informationen aktiviert, und es entsteht ein morphogenetisches Feld, ein aktives Feld, das durch das Gesetz der Anziehung gleichgelagerte und gespeicherte Schwingungen anzieht und verdichtet.

*Aus morphischen – passiven – Feldern entstehen durch Bewusstsein die morphogenetischen – aktiven – Felder. Aktive Felder werden durch Verdichtung hervorgebracht.*

# Energetischer Kontakt

Alle morphischen und morphogenetischen Energiefelder sind interaktiv. Das bedeutet: Sie stehen mit Ihrem direkten Umfeld oder den Energiefeldern anderer Menschen aus Ihrem direkten Umfeld in energetischem Kontakt; Sie tauschen gegenseitig Energien aus. Daran lässt sich das Gesetz der Anziehung verdeutlichen. Menschen mit ähnlichen Schwingungen in Form von Gedanken, Gefühlen, Absichten oder Worten ziehen sich an; sie sprechen über die gleichen Themen, unternehmen vergleichbare Aktivitäten. Solange keine anderen Schwingungen dazukommen, passen sich die Energiefelder immer mehr an, und sie verdichten sich immer mehr. Menschen mit deutlich anderen Schwingungsmustern haben es dann meist sehr schwer, dort Kontakt zu finden und sich wohlzufühlen. Erst nach einer gewissen Anpassung der Energiefelder wird dies möglich. Gut zu beobachten, wenn man in Urlaub fährt oder sich einfach an einen anderen Ort begibt: Bis man richtig ankommt und sich wohlfühlt, vergehen leicht einige Tage.

# Bekannte Dimensionen und Polarität

Wie passt nun das Modell des morphischen Felds in unser prakti-
sches Leben? Welche Erkenntnisse können wir daraus gewinnen,
welche Bedeutung hat es für eine Anwendung von Matrix Inform?
Wir leben in der dritten Dimension, d. h., unsere Alltagswelt definiert sich durch die drei Dimensionen Länge, Breite und Höhe. Dadurch entsteht Räumlichkeit bzw. das, was wir als räumliche Realität erfahren. Denkt man sich nun eine dieser Dimensionen weg,
beispielsweise die Höhe, bleiben Länge und Breite übrig; diese Art
der Zweidimensionalität ist uns etwa von Bildern oder Filmen bekannt – es sei denn, es handelt sich um 3D-Filme. In der Zweidimensionalität ist aber nicht nur die Ausdehnung eines Gegenstands
oder Körpers begrenzt, sondern auch die Wahrnehmung, der Blick
auf das Gesamte, da nur Bewegungen in zwei Richtungen möglich
sind. Kommt nun die Höhe als dritte Dimension hinzu, ergeben sich
unwahrscheinlich viele neue Möglichkeiten. Auch bezüglich der
Wahrnehmung: Denn durch die Möglichkeit, sich in die Höhe zu begeben, gewinnt man an Überblick und ist in der Lage, die Grenzen
der Zweidimensionalität zu überschreiten.

*Wir erleben unsere Alltagswelt als drei-dimensional – Länge, Breite, Höhe. Mit dem Feldbegriff be-geben wir uns in die vierte Dimension.*

## Feste Materie oder nicht fassbare Illusion

Wir leben also in der dritten Dimension und können alle Körper und
Gegenstände dreidimensional wahrnehmen. Wir können sie berühren, messen, wiegen, verändern, formen – und trotz der Veränder-

lichkeit erscheint uns alles als feste Materie. Mit unseren Sinnesorganen nehmen wir jedoch lediglich die Grobstofflichkeit – Körper und Gegenstände mit der größten Dichte – wahr; das morphische Feld, das die Körper und Gegenstände umgibt, gehört allerdings in den Bereich der Feinstofflichkeit, auf den wir später noch zu sprechen kommen werden (siehe S. 17).

Die Formulierung »Alles erscheint uns als feste Materie« ist bewusst gewählt, denn es gibt Menschen – genauer gesagt: Quantenphysiker –, die behaupten, Materie sei eine Illusion. Das klingt zunächst einmal unwahrscheinlich, wie jeder bestätigen wird, der sich schon einmal an einem Tischbein gestoßen hat. Der Schmerz war sicher sehr real. Und doch lohnt es sich, die Behauptung näher unter die Lupe zu nehmen.

*Die Quantenphysik behauptet: »Materie ist eine Illusion. Sie besteht zu 99,99999 Prozent aus NICHTS.«*

Im Physikunterricht in der Schule wurde uns beigebracht, dass Materie aus Atomen besteht und sich diese wiederum aus einem Kern mit Protonen und Neutronen sowie aus einer Hülle mit Elektronen zusammensetzen, die sich um den Kern herum bewegen. Dabei handelt es sich um ein Modell der »alten Physik« – ebenso wie die »neue Quantenphysik« auch nur ein Modell ist. Und laut diesem bestehen die Atome zu 99,99999 Prozent aus NICHTS.

Die Quantenphysiker gingen im letzten Jahrhundert weltweit daran, das Verhalten und die Wechselwirkung kleinster Teilchen weiter zu erforschen. Nach den Protonen, Neutronen und Elektronen stießen sie auf sogenannte Quanten und Photonen – Lichtteilchen –, die ebenfalls, so die Erkenntnisse der Quantenphysik, zu 99,99999 Prozent aus Nichts bestehen.

Auf diese Aussage kamen die Quantenphysiker, weil sich die Elektronen der Atomhülle zwar um den Atomkern herum bewegen, jedoch keinen direkten Kontakt zu ihm haben, sich also gewissermaßen im Nichts bewegen. Diese Meinung vertritt zumindest ein Teil der praktizierenden Quantenphysiker, denn wie bei jeder Wissenschaft gibt es auch in der Quantenphysik unterschiedliche Auffassungen und Theorien. Ein anderer Teil vertritt die Meinung, dass es durchaus etwas zwischen Atomkern und den dazugehörenden Elektronen geben müsse – denn woher können die Elektronen sonst wissen, dass sie zu diesem Kern und zu keinem anderen gehören? Daraus ergibt sich für diesen Teil der Quantenphysiker die Schlussfolgerung, dass es außer dem Nichts noch mindestens eine weitere Komponente geben muss. Sie definieren das Nichts als lediglich materiefreien Raum und behaupten: Zwischen dem Atomkern und seinen Elektronen besteht eine energetische Verbindung aus Licht – Photonen – und Information. Somit besitzt jedes Atom ein energetisches Feld aus Licht und Information. Kommen nun zwei oder mehrere Atome zusammen, entstehen Moleküle und entsprechend größere energetische Felder.

Das »Nichts« ist materiefreier Raum, doch dazwischen ist pure Energie, die in einer Matrix-Inform-Anwendung genutzt werden kann.

## Dimensionen und Informationen

Spätestens seit Albert Einstein und seiner Relativitätstheorie kennen wir eine vierte Dimension: die Zeit. Doch auch diese spielt in der Quantenphysik eine besondere Rolle, gehen die Wissenschaftler doch davon aus, dass ein Quantenteilchen nicht nur seine Gegenwart, sondern auch seine Vergangenheit und seine Zukunft in sich trägt. Somit gibt es in der Quantenphysik keine Zeit, und wir müssen in unserem Modell die gängige Vorstellung der Zeit als vierte Dimension ausschließen.

Auf der Suche nach einer anderen Erklärung für die Zusammenhänge zwischen Materie und energetischen Feldern soll uns ein Beispiel dienlich sein, wie Vergangenheit, Gegenwart und Zukunft für uns entstehen. Halten wir gedanklich einmal die Zeit an; in unserer

Vorstellung stünde nun alles still, wir selbst wären jedoch weiterhin in der Lage, uns zu bewegen. Wir könnten nun feststellen, dass alles gleichzeitig vorhanden ist. Bewegen wir uns im eigenen Zuhause, ist alles da; gehen wir außer Haus, ist ebenfalls alles da; bewegen wir uns in ein anderes Gebäude, ist auch alles da; besuchen wir andere Menschen – sie sind da. Alles zur gleichen Zeit, nur an jeweils anderen Orten. Doch im täglichen Leben entsteht für uns ein zeitlicher Ablauf: Zuerst sind wir zu Hause; wenn wir das Haus verlassen und uns an einen anderen Ort begeben, sehen wir rückblickend auf unser Zuhause – in die Vergangenheit. Sehen wir auf den Ort, an den wir gehen wollen, entsteht der Eindruck der Zukunft. Obwohl alles zur gleichen Zeit vorhanden ist, entsteht in unserer Wahrnehmung ein zeitlicher Ablauf.

*Jeder beliebige Gegenstand besteht zu 99,99999 Prozent aus Nichts und besitzt ein eigenes Feld aus Energie und Information.*

Entscheidend ist also unsere Wahrnehmung bzw. das, worauf wir unsere Aufmerksamkeit lenken. Sehr oft bewegen wir uns gedanklich in der Vergangenheit, ebenfalls oft denken wir vorausschauend, denken wir an das, was wir planen und vorhaben. In den wenigsten Fällen sind wir im Hier und Jetzt. Doch wie wir durch unser kleines gedankliches Zeitexperiment gesehen haben, ist dennoch alles gleichzeitig vorhanden, alles ist im Hier und Jetzt. So wie auch im morphischen Feld eines Gegenstands – etwa der Fotografie aus unserer Kindheit (siehe S. 11) – alles, d.h. alle Informationen aus Vergangenheit, Gegenwart und Zukunft, gespeichert ist.

Deshalb gehen wir im Einklang mit der Quantenphysik den nächsten Schritt und ersetzen in unserem Modell von Matrix Inform zur Erläuterung der vierten Dimension den Begriff der Zeit durch den Begriff Information. Damit wäre ein Atom ein Informationsträger und hätte ein informatives Feld. Durch die Ansammlung vieler Atome entstehen dreidimensionale Gegenstände, von denen jeder wiederum sein eigenes informatives Feld hat.

Betrachten Sie als Beispiel einmal die Entwicklung eines Alltagsgegenstands, etwa einen Bleistift. Am Anfang stand die Idee, einen Stift herzustellen. Dann wurden Informationen gesammelt: über geeignete Materialien, über Herstellungsmöglichkeiten, über Maschinen, Vertriebswege und Einsatzmöglichkeiten. Man machte sich Gedanken darüber, wie der Stift aussehen, wie er verpackt, versandt und verkauft werden soll. All diese Informationen sind im morphischen Feld des fertiggestellten Stifts passiv gespeichert. Die Informationen können aber auch jederzeit abgerufen werden und unterliegen darüber hinaus möglichen Veränderungen.

*Gedanken sind schwingende Energie. Deren Inhalt – ihre Informationen – tritt in Resonanz mit dem morphischen Feld und wird zeitunabhängig gespeichert.*

## Das morphische Feld als unendlicher Datenspeicher

Wer sich schon einmal mit Mentaltraining, Gedankenkontrolle und/oder Positivem Denken beschäftigt hat, weiß, dass ein Gedanke Energie besitzt. Doch ein Gedanke lässt sich nicht so einfach wie ein Gegenstand greifen. Ein Gedanke ist etwas Feinstoffliches, er ist Information und Energie.
Das Gleiche können wir von Gefühlen sagen. Auch sie lassen sich nicht greifen, sind feinstofflich und beinhalten Information und Energie.
Übertragen wir diese Erkenntnis auf Worte, Glaubenssätze, Überzeugungen, Meinungen und dergleichen mehr, entsteht ein hochkomplexes informationsgeladenes Feld. Das lässt sich auch auf einen noch größeren Rahmen übertragen: Das morphische Feld der Erde beinhaltet alles, was jemals ein Mensch gedacht, gefühlt, gesprochen und getan hat, ob dieser Mensch nun heute lebt oder früher gelebt hat.

Zudem werden nach dem Gesetz der Evolution alle Energien dauer-haft in diesem Feld gespeichert, die für die Entwicklung des Men-schen förderlich sind; schädliche Informationen hingegen werden nach und nach in förderliche umgewandelt. Dadurch entstehen Fortschritt und so etwas wie ein kollektives Gedächtnis: Später fol-gende Generationen müssen nicht alle Erfahrungen ihrer Urahnen in vollem Umfang noch einmal machen.

## Die Resonanz der Gedanken

Gedanken sind Energie: Kraft unseres Bewusstseins und des Geset-zes der Resonanz bringen wir durch das Senden unserer Gedanken gleichgerichtete Gedanken anderer Menschen über das morphi-sche Feld zum Mitschwingen. Denn das Gesetz der Anziehung be-sagt: »Gleich und Gleich gesellt sich gern.« Das wiederum bedeutet nun Folgendes: Wird eine bestimmte Schwingung angeregt, schwingen gleich gelagerte Resonanzkörper im Umfeld automa-tisch mit.

*Ein ausgesprochener Gedanke hat Energie und schwingt. Gleichartige Gedan-ken sorgen für eine Verdichtung des ent-sprechenden Feldes. Gedanken schaffen Realität.*

Auch hierzu wieder ein Beispiel: Sie sitzen mit Ihren Freunden ge-mütlich beieinander und erzählen sich alles Mögliche. Bei einem Thema allerdings bleiben Sie hängen: was Ihnen bei Ihrem letzten Besuch in der Autowerkstatt passiert ist. Sie erzählen, warum Sie nicht zufrieden waren. Beachten Sie, was von nun an geschieht: Der Nächste in der Runde kann ein ähnliches Erlebnis hinzufügen, fast jeder der Anwesenden kann etwas beitragen. Je länger Sie bei die-sem Thema bleiben, desto umfangreicher und negativer werden die Beiträge.

Durch das erste Erzählen beginnen ähnliche Gedanken mitzu-schwingen; sie werden angezogen, das energetische Feld verdichtet sich. Manche Themen werden dadurch regelrecht greif- und spürbar. Je mehr nun ein ursprünglicher Gedanke genährt wird, desto mehr Anziehung bekommt er; die angezogenen Schwingungen verdichten das Feld und ziehen weitere Gedanken mit noch größerer Energie an: Das Feld wächst zunehmend. Ab einem bestimmten Grad der Verdichtung entsteht Realität. Jede Art von Realität, die wir in der dritten Dimension messen, wiegen, greifen und wahrnehmen können, sind verdichtete Schwingungen.

## Polaritäten und Transformation

Im morphischen Feld gibt es keine Bewertung. Es gibt weder richtig noch falsch, es herrscht ausschließlich das Gesetz der Anziehung. Gespeichert ist einfach alles: Hell und Dunkel, Tag und Nacht, Heiß und Kalt, Mann und Frau, Jung und Alt, Hart und Weich und immer so fort. Dadurch entstehen Polaritäten, die Bestandteil unserer Realität sind.

*Jede Art wahrgenommener Realität sind verdichtete Schwingungen.*

Da sowohl die dritte Dimension als auch die vierte Dimension polarisiert sind, befinden sich alle Möglichkeiten von »supergut« bis »extrem schlecht« als Schwingung darin. Denkt ein Mensch immer sorgenvoll, ängstlich und negativ, befindet sich an diesen Polen auch seine Energie; er zieht automatisch gleich gelagerte Schwingungen an und erhält in seiner Realität täglich die Bestätigung. Denn all seine Sorgen, Ängste und negativen Gedanken spiegeln sich in seinem Umfeld.

Sorgen, Ängste, Mangeldenken und dergleichen sind niedrige, dichte Schwingungen. Je mehr Schwingungen dieser Art im morphogenetischen Feld eines Menschen vorhanden sind, also durch entsprechende Gedanken und Gefühle erzeugt werden, desto verdichteter ist das Feld und desto größer wiederum ist die Anziehungskraft dieser Schwingungen.

Wenn man immer nur Probleme im Blickfeld hat, werden die Probleme immer größer. Manche Menschen versuchen, ihre Probleme zu verdrängen, doch Verdrängung erfordert Energie. Abgesehen davon, dass dies zu einer eklatanten Energieverteilungsstörung führt, die »Batterie« zunehmend leerer wird und der Betreffende für wichtigere Dinge keine Kraft mehr hat, wird das Verdrängte energetisch immer stärker.

Mit Matrix Inform kann jeder seine Realität bewusst verändern. Durch die mithilfe der Zwei-Punkt-Methode (siehe S. 112ff.) immer wieder hergestellte Verbindung mit hohen, lichtvollen Schwingungen werden die niedrig schwingenden, destruktiven Gedanken und Emotionen transformiert und verlieren ihre Anziehung. Das morphogenetische Feld wird lichter und feiner; angezogen werden nun höhere Schwingungen, und die förderlichen Dinge des Lebens können besser wirken.

*Jeder Mensch hat seine Geschichte und sein individuelles morphisches Feld. Alles ist wie bei einem Computer dort gespeichert und kann durch Bewusstsein verändert werden.*

Wie bereits erwähnt, speichert das morphische Feld alle Informationen, und je mehr Menschen sich mit der gleichen Sache beschäftigen, desto größer wird das Feld. Auch Krankheiten bilden Felder, so etwa Krebserkrankungen. Seit Jahrzehnten wird über diese Erkrankungen geforscht, geschrieben, gelesen und gesprochen; es wird behandelt, operiert und gelitten. Der Begriff »Krebs« ist mit vielen Schicksalen und tief sitzenden Emotionen verbunden – ein riesiges energetisches Feld. Wer gedanklich und emotional auch nur in die Nähe dieses Feldes kommt, spürt sofort die damit verbundene Anziehung und hat es schwer, sich ihr wieder zu entziehen. Jeder Therapeut – ob er sich aus schulmedizinischer oder naturheilkundlicher Sicht mit Krebs beschäftigt – fügt unbewusst seine Energie hinzu und ermöglicht es dem Feld, weiter zu wachsen.

Aus diesem Grund begeben wir uns mit Matrix Inform nicht in das morphische Feld einer Krankheit, sondern bleiben außerhalb. Durch die einfache Anwendung öffnen wir das Energiefeld des Behandelten und binden es an ein höher schwingendes Feld an. Und mit dieser Anbindung beginnt ein weiteres Energiegesetz zu wirken. Es besagt: Höhere Schwingungen haben die Eigenschaft, niedrigere Schwingungen durch Transformation anzuheben. Dies bedeutet hinsichtlich einer Erkrankung, dass verdichtete Energiefelder lichter werden und ihre Anziehung auf krank machende Energiefelder nach und nach verlieren.

# Wir leben in der Matrix

In der dritten Dimension sorgen unsere fünf Sinnesorgane für die Wahrnehmung von Materie und Geschehen um uns herum. Wir sehen, hören, fühlen, schmecken und riechen unsere Umwelt.

Darüber hinaus erleben wir unsere Umwelt und Realität ausschließlich in Form von Schwingungen. Schall, Licht, Heißes, Kaltes, Trockenes, Feuchtes, Süßes, Saures: All dies sind Dinge, die sich physikalisch in Form von Wellen und Schwingungen nachweisen lassen. Die Rezeptoren unserer Sinnesorgane empfangen diese Wellen und leiten sie zum Gehirn weiter, wo sie entschlüsselt und entsprechend interpretiert werden.

Damit wir hören können, müssen die auf unsere Ohren auftreffenden Schallwellen also zunächst von den Rezeptoren aufgenommen werden. Dann werden die Schwingungen über Nerven zum Gehirn geleitet. Dort gibt es die sogenannten Hörzentren, wo die empfangenen Geräusche dekodiert und eingeordnet werden. Ähnliches geschieht beim Sehen, Riechen, Schmecken und Fühlen: Die Rezeptoren nehmen die Schwingungen auf, leiten sie zum Gehirn weiter, und dort werden sie entsprechend verarbeitet.

Eine Fremdsprache z. B. können wir zwar hören, aber nicht unbedingt verstehen. Was wiederum bedeutet: Die empfangenen Schwingungen müssen durch bereits Erlerntes zuzuordnen sein. Alles Leben schwingt, ohne Schwingungen kein Leben.

Man könnte also sagen, dass unsere gesamte Wahrnehmung in der dritten Dimension ausschließlich in unserem Gehirn stattfindet. Noch provokanter: Das Leben in der dritten Dimension ist ein virtuelles Leben im Gehirn. Wir leben in der Matrix. So viel zum Thema »Materie ist eine Illusion«.

## Alles ist Energie

Noch einmal von der grobstofflichen zur feinstofflichen Welt: Die vierte Dimension beinhaltet Schwingungen in Form von Informationen, die die dritte Dimension feinstofflich umgeben. Wir haben die vierte Dimension als morphisches Feld bezeichnet, andere bezeichnen sie als astrale Welt. Doch fest steht: Sowohl in der dritten als auch in der vierten Dimension besteht alles aus Schwingungen. Und egal ob physikalische Schwingungen oder Schwingungen in Form von Informationen: Sie alle beinhalten Energie.

Alles ist Energie und geht niemals verloren. Sie wandelt sich nur um.

Ein weiteres Energiegesetz besagt: Energie kann nicht verloren gehen, sie wird lediglich umgewandelt, transformiert. Was automatisch auch bedeutet: Alles ist Energie. Doch woher kommt diese Energie? Wie bereits erwähnt, stehen die dritte und die vierte Dimension in direkter Verbindung zueinander und tauschen sich auf Schwingungsebene aus. Das morphische Feld, die vierte Dimension, bekommt demnach Informationen – Energie – aus der dritten Dimension und gibt Informationen an diese zurück.

## Höhere Dimensionen

Da wir in der Dreidimensionalität leben, sind niedrigere Dimensionen – also Ein- und Zweidimensionalität – für uns leicht vorstellbar. Bei höheren Dimensionen wird es schon etwas schwieriger, doch auch die Hürde einer vierten Dimension haben wir mittlerweile genommen. Muss es dann aber nicht auch folgerichtig eine fünfte, sechste, siebte und noch höhere Dimension geben? Wie viele Dimensionen es letztlich gibt, ist für unser Modell und das Verständnis von Matrix Inform unwichtig.

Deshalb verwenden wir nur die Bezeichnung fünfte Dimension plus (5D+), also fünfte Dimension und höher, denn nach unserem Modell gibt es noch höhere Schwingungen, als sie im morphischen Feld der vierten Dimension oder in unserer Realität der dritten Dimension existieren.

*Matrix Inform ist Bewusstseinsarbeit in Verbindung mit hohen, lichtvollen Schwingungen.*

Schwingungen aus diesen höheren Dimensionen bezeichnen wir als hohe lichtvolle Schwingungen – wer möchte, kann sie auch als göttliche Schwingungen bezeichnen. Diese hohen lichtvollen Schwingungen unterliegen keiner Polarität mehr; überall dort, wo sie wirken können, beeinflussen sie die Realität zum Wohle aller. Sie sorgen für die Transformation vorhandener dichter Schwingungen.

# Unbegrenzte Möglichkeiten durch Bewusstsein

Der Verstand ist ein sehr wichtiges Organ, damit wir in der Realität der dritten Dimension existieren können. Er steht im direkten Kontakt mit dem Bewusstsein, gleichsetzen darf man die beiden jedoch nicht. Der Verstand ist im Gehirn angesiedelt, das Gehirn ist Materie, also grobstofflich und dritte Dimension. Der Verstand wird durch Lernen in dieser Welt erst programmiert, das Erlernte wird im Gehirn gespeichert. Dadurch wird der Verstand zu einem wichtigen Werkzeug für das Bewusstsein, durch das wir in unserer Realität erst bestehen können. Aufgabe des Verstandes ist es u.a., aus den vielen informativen Schwingungen des morphischen Felds analytische, logische Zusammenhänge herzustellen. Er kann vergleichen, beurteilen, verwerfen, berechnen und neu zusammenstellen. Doch selbstständig etwas Neues hinzufügen kann er nicht – dazu ist Bewusstsein erforderlich.

Wiederum ein Beispiel: Warum kommt es hin und wieder vor, dass Menschen, die nie im persönlichen Kontakt zueinander standen, zeitgleich identische Erfindungen machen? Betrachtet man die Frage unter dem Aspekt des morphischen Felds, liegt die Antwort auf der Hand: Die Forscher waren unabhängig voneinander in der glücklichen Lage, die in der vierten Dimension gespeicherten Informationen zu lesen und auszuwerten.

»Zugriff« auf die Informationen im morphischen Feld haben wir durch das Gehirn, da es durch die Verbindung von Verstand und Bewusstsein die Schnittstelle zur Feinstofflichkeit darstellt. Durch Gedankenschwingungen stehen wir im direkten Kontakt mit der vierten Dimension.

## Über die Grenzen des Verstandes hinaus

*Da alles, was jemals von Menschen gedacht worden ist, im morphischen Feld gespeichert ist, haben kreative Menschen die Möglichkeit, diese Informationen bewusst abzurufen und sie in ihrem Leben sinnvoll zu nutzen.*

Mit dem Tod eines Menschen stirbt zwar auch sein Verstand und damit alles Erlernte und im Gehirn Gespeicherte. Die Informationen jedoch bleiben im morphischen Feld erhalten und können von anderen Menschen abgerufen werden. Der Verstand hat über die dritte Dimension hinaus keinen Zugriff, das Bewusstsein schon. Deshalb muss es sich beim Bewusstsein um etwas außerhalb der dritten Dimension handeln.

Schon allein die Erkenntnis, dass wir bewusst Informationen aus dem morphischen Feld abrufen bzw. in das morphische Feld einspeisen können, sprengt alle Grenzen des Vorstellbaren und schafft ungeahnte Möglichkeiten. Wer dieses Wissen besitzt und gezielt einsetzt, hat viele Vorteile und kann sein Leben entsprechend formen. Wenn wir dann noch einen Schritt weiter gehen und uns mit den hohen lichtvollen Energien unseres Bewusstseins verbinden, ist die grenzenlose Gestaltung unseres Lebens möglich.

So ermöglicht es uns Matrix Inform auf einfache Art und Weise, uns mit gespeicherten Informationen im morphischen Feld zu verbinden, um die förderlichen Schwingungen in unserem morphogenetischen Feld zu installieren, zu aktivieren und blockierende Schwingungen zu transformieren.

*Das Universum ist reines Bewusstsein. In Verbindung mit dem reinen Bewusstsein und einer zielgerichteten Adressierung in morphische Felder kann jeder seine materielle Welt selbst gestalten.*

## Die Wirklichkeit wahr werden lassen

Matrix Inform beschreitet einen einfachen Weg, damit wir uns direkt mit den lichtvollen Energien des reinen Bewusstseins verbinden können. Ohne Vorkenntnisse oder besondere Fähigkeiten kann jeder offene und interessierte Leser zur Anbindung an das reine Bewusstsein gelangen.

Mit der einfachen Zwei-Punkt-Methode (siehe S. 112ff.) und der Herstellung einer energetischen Verbindung zur 5D+ fließen die lichtvollen Energien ein, transformieren die verdichteten Energiefelder und neutralisieren hemmende Glaubenssätze, Überzeugungen und Sabotageprogramme. »Heilender Strom« aus dem Universum ganz auf Bestellung.

In Verbindung mit reinem Bewusstsein und der absichtlichen Adressierung morphischer Felder und der dort wirkenden Programme können Wunder geschehen, egal ob man einen Helfer darum bittet oder selbst und allein aktiv wird. Viele Dinge, die spirituell lebende Menschen schon immer gewusst und gespürt haben, lassen sich heute durch die wissenschaftlichen Erkenntnisse aus der Quantenphysik erklären. Und Quantenphysik als Wissenschaft vom Lebendigen praktisch umzusetzen kann jeder erlernen. Dabei ist alles verblüffend einfach. Viel theoretisches Wissen ist für den Erfolg der Methode nicht erforderlich; ganz einfach können Sie sich und Ihre Matrix – Ihren Masterplan, Ihre Blaupause – wieder in Form bringen.

Damit schließt sich die Lücke zwischen Wissenschaft und Spiritualität, wie es Amit Goswami in seinem Buch *The Self-Aware Universe*, zu Deutsch: *Das bewusste Universum* (siehe S. 173), formuliert hat.

# Die Matrix
# in Form gebracht
## Theorien und Modelle

Nachdem wir im ersten Kapitel unser Modell und unsere Denkweise vorgestellt haben, möchten wir im folgenden Kapitel Indizien aus den unterschiedlichsten Fachgebieten sammeln, um Ihnen als Leser – Geschworene – das Urteil zu erleichtern.

Guten Morgen! Ja, gerade hat der Wecker geklingelt, es ist Zeit aufzustehen. Wie üblich. Es folgt der Gang ins Bad, der Blick in den Spiegel. Alles sieht gut aus. Sie fühlen sich wohl, Ihre Matrix scheint in Ordnung zu sein und korrekt zu funktionieren. Gut so! Der Alltag kann kommen.

*Krankheiten und Symptome sind Ausdruck einer veränderten, verzerrten, überlagerten und von außen beeinflussten Matrix.*

# Fall 1 – fortschreitender Muskelverlust

Bei Hermann sieht es leider etwas anders aus, wenn er morgens in seiner Matrix aufwacht. Hermann ist 52 Jahre alt, kann seine Arme nicht mehr richtig bewegen, auch die Beine machen schlapp. Das geht so seit etwa fünf Jahren und nimmt stetig zu. Hermann leidet an einer recht exotischen Erkrankung, einer sogenannten Einschlusskörperchen-Myositis. Die Diagnose besteht seit zehn Jahren, doch schon seit 1981 laboriert Hermann an dieser Erkrankung herum. Er reiste von einer Uniklinik zur nächsten.

Die klassische Schulmedizin bietet nichts, was durchschlagend weiterhelfen kann. Der Muskelverlust schreitet fort, die Störung der Körperfunktion wird damit zunehmend stärker, auch die Schmerzen nehmen zu. Die Immunglobulintherapie schlägt für die Krankenkassen sehr teuer zu Buche, geholfen hat auch sie kaum. Auch das hoch dosierte Kortison, die Entfernung aller Amalgamfüllungen und das literweise Trinken von Ananassaft zwecks Reduzierung der Entzündung haben nicht gegriffen, ebenso wenig wie erste Versuche mit »geistigem Heilen«.

Kurzfristig kam es zwar zu ersten schwach wahrnehmbaren Besserungen, doch der CK-Wert – die Creatin-Kinase im Blut – blieb weiter hoch. An diesem laborchemischen Wert kann man den Untergang der Muskelzellen ablesen: Die Zellen werden – ebenso wie beim Herzinfarkt – zerstört, und das Abfallprodukt des Zerstörungsprozesses ist dann im Blut nachweisbar. Sportliche Betätigungen zum Aufbau neuer Muskelfasern halfen ebenfalls wenig, erhielten jedoch die Beweglichkeit zum größten Teil. An schwere körperliche Arbeit ist nicht mehr zu denken, nach 500 Metern Gehstrecke muss Hermann pausieren, Treppensteigen ist nur mit Mühe möglich. Hermann ist zu 80 Prozent (geh-)behindert.

*Blutuntersuchungen können Aussagen über den Grad von Zellzerstörungen im menschlichen Körper treffen.*

## Dramatische Veränderungen

In der Uniklinik in Kiel erfährt Hermann während eines Biofeedback-Trainings zum ersten Mal, dass die Kraft der Gedanken ausreicht, um Reaktionen an Messgeräten hervorzurufen. So fragt er sich: Sollten Gedanken auch an und in seinen Muskelzellen wirksam werden können?

Seit rund vier Wochen ist Hermann nun dabei, mit ärztlicher Unterstützung seine Matrix in Form zu bringen. Der CK-Wert ist seitdem dramatisch gesunken, was einerseits große Freude bei allen Beteiligten hervorruft, worauf die Mediziner aber andererseits mit Unverständnis reagieren: »Wieso greift unsere Therapie jetzt plötzlich? Stoppt der Prozess in der Muskulatur?« Hermann schmunzelt, er weiß es. Sagen tut er erst einmal nichts.

So weit dieser Fall. Die mit Matrix Inform unterstützte ärztliche Therapie scheint zu helfen, die Beobachtungen und Dokumentationen, auch mittels des Röntgenverfahrens der Magnetresonanztomografie (MRT), laufen, und die Veränderungen werden sowohl bildlich als auch durch Kraftmessungen erfasst.

# Der Mensch und seine Zellen

Wenn Wissenschaftler behaupten, dass ein Mensch aus rund 50 Billionen Zellen besteht, dann müssen wir das glauben und irgendwie akzeptieren. Um diese Zahl zu verdeutlichen:

*50 Billionen = 50 000 000 000 000, eine Fünf mit 13 Nullen.*

Vorstellbar ist diese Zahl für uns nicht mehr, deshalb wieder ein kleines Gedankenexperiment. Nehmen wir einmal an, eine Zelle sei so groß wie ein Stück Würfelzucker mit einer Kantenlänge von 1 Zentimeter. Wenn Sie mit den 50 Billionen Körperzellen nun eine Autobahn bauen wollten, reichte diese von Sylt bis an die Alpen; sie wäre 50 Meter breit und 10 Zentimeter dick. Wollte jemand die Zuckerstückchen nachzählen, sollte er sich besser beeilen: Könnte dieser Jemand zwei Zuckerstückchen pro Sekunde zählen, dauerte der ganze Vorgang etwa 20 000 bis 50 000 Jahre – und das auch nur, würde er Tag und Nacht durcharbeiten.

*Wissenschaftler gehen davon aus, dass in einer Körperzelle zwischen 1000 und 10 000 elektrochemische Vorgänge stattfinden – und zwar pro Sekunde!*

Und nun stellen Sie sich einmal vor, was auf dieser Autobahn tagtäglich los ist. Sie sitzen auf Sylt und müssen mit Ihrer Autobahnmeisterei die gesamte Strecke in Schuss halten, Sekunde für Sekunde, Stunde um Stunde, Tag für Tag, Jahr für Jahr – solange Sie leben. Und wenn das noch nicht reicht, um zu vermitteln, welches Wunderwerk der Natur Ihr Körper ist, dann sagen wir Ihnen jetzt noch, dass alle Blutgefäße zusammengenommen eine Länge von 80 000 Kilometern haben. Der Erdumfang am Äquator beträgt rund 40 000 Kilometer – die Blutgefäße, die übrigens permanent durchspült werden müssen, könnten also zweimal die Erde umspannen. So erbringt Ihr Körper mit jeder seiner Zellen ständig energetische und logistische Großleistungen. Und das in zwei Arbeitsabschnitten: Tagsüber herrscht normaler Arbeitsbetrieb, es gibt nur ein paar Tagesbaustellen, sprich die Reparaturen kleinerer »Fahrbahnschäden«, wenn Sie sich z. B. beim Rasieren schneiden. Nachts aber wird richtig repariert und ausgetauscht, was auf Zellebene kaputtgegangen ist oder routinemäßig erneuert werden muss: etwa die Blutzellen alle acht Stunden bis 120 Tage, die Haut alle 28 Tage, bestimmte Eiweiße im Minuten- oder Sekundentakt. Und all das geschieht wohlkoordiniert, geplant und alles andere als zufällig – welches Chaos würde wohl sonst entstehen.

*Der menschliche Körper ist ein Wunderwerk der Natur und einzigartig. Er verdient Achtung und Zuwendung, denn er ist der einzige, den wir in dieser Welt haben.*

## Von der atomaren Substruktur zum menschlichen Körper

Noch einmal zurück zu unserer »Zuckerautobahn«. Kurz bevor sie für den Verkehr freigegeben werden soll, erreicht eine alarmierende Nachricht die zentrale Überwachungseinheit: Es wurde ein Riss in der Fahrbahn entdeckt. Sofort wird ein Reparaturtrupp losgeschickt mit der Aufgabe, ein Stück der neuen Fahrbahn augenblicklich ins betriebseigene Labor zu bringen, damit die Ursache für den entstandenen Schaden ermittelt werden kann. Umgehend beginnt einer der Laboranten mit der Untersuchung, nimmt das gelieferte Zuckerstückchen und zerkleinert es immer mehr, bis es vollständig pulverisiert ist und er es unter dem Mikroskop untersuchen kann. Und was sagt das Mikroskop? Nichts! Im Zuckerstaub lässt sich keine Ursache finden.

Der jüngste Mitarbeiter im Labor, frisch von der Uni, vermutet den Grund: »Das ist alles noch zu groß. Wir benötigen das ganz neue Elektronenmikroskop mit der Supervergrößerung, um den Materiestrukturen auf die Spur zu kommen!« Und was finden die Laboranten dann? Wieder nichts! Wohin ist die eben noch so greifbare Materie entschwunden? Sie hat sich buchstäblich in Nichts aufgelöst – und genau hier setzt unser Modell an. Denn mit der Quantenphysik, der neuen Atomphysik, sollen diese und ähnliche Ungereimtheiten geklärt werden.

*Auch die Quantenphysik ist nur ein Modell und trifft Aussagen mit Wahrscheinlichkeitscharakter. Die Wissenschaftler befinden sich wieder an den Grenzen der Erkenntnis.*

## Zwei Welten

**Bei der Auseinandersetzung mit dem, was Materie ist, müssen wir uns mit den folgenden beiden Phänomenen beschäftigen:**

▶ **Auf der einen Seite existiert die Welt unserer 3D-Realität, unser physisch fassbarer Körper, die Gegenstände, die den Gesetzen der Schwerkraft unterliegen, und unsere alltäglichen Erfahrungen.**

▶ **Darüber hinaus gibt es aber auch noch die Welt des mikroskopisch Kleinen mit ihren Molekülen, Atomen und noch kleineren Strukturen, mit gleichberechtigten Zeitabschnitten wie Vergangenheit, Gegenwart und Zukunft – ein Bereich, der mehr Wahrscheinlichkeit als Realität besitzt.**

Schon vor 2500 Jahren haben griechische Wissenschaftler Dinge so weit zerkleinert, bis es nicht mehr ging, um hinter das Geheimnis der Natur zu kommen. Geschafft haben sie es zwar auch nicht, doch dafür haben sie uns etwas hinterlassen, was heute noch Bestand hat: den Begriff »Atom«, auf Griechisch *átomos,* »das Unteilbare«. Und damit stehen wir heute zwei Phänomenen gegenüber, mit denen wir uns nachfolgend auseinandersetzen müssen: unserer alltäglichen Realität und dem mikroskopisch Kleinen.

Und im Bereich des mikroskopisch Kleinen stoßen wir plötzlich auf etwas anderes, als es uns im Physikunterricht beigebracht wurde – keine Atome mehr, die einander fest wie Billardkugeln umkreisen wie in den entsprechenden Modellen die Planeten die Sonne. Nun befinden wir uns im Bereich einer Energie, die für uns nicht fassbar ist, wenngleich man in den Philosophien der – vor allem östlichen – Welt schon immer von ihr gesprochen hat. Diese Energie war schon immer da, sie hieß Chi, Ki, Großer Geist oder Prana. Wir sprechen heute von Quantenenergie. Die Quantenphysik liefert uns plausible Erklärungen. Zwar mit modellhaftem Charakter und nicht ganz leicht nachzuvollziehen – doch wir wollen Ihnen zeigen, wie einfach es ist, sich im Alltag fast spielerisch auf dieses physikalische Energiemodell einzulassen und dadurch Heilungsimpulse zu erfahren.

*Mit der Quantenphysik befinden wir uns an der Grenze zu Spiritualität und Glauben.*

# Die Reise ins Nichts der Quantenwelt

In unserer Alltagswelt, der dreidimensionalen Realität unseres Körpers, besteht der Mensch aus Knochen, Muskeln, Blut, Lymphflüssigkeit und verschiedenen Organen, um die Aufgaben als menschliches Wesen auf dieser Erde übernehmen und ausführen zu können. Zur Außenwelt hin grenzt sich der Körper durch die schützende Hülle der Haut ab. Wir unterliegen bestimmten physikalischen Gesetzen, beispielsweise der Schwerkraft. Das ist das Leben, und das ist die Physik, wie wir sie schon immer – zumindest seit der eigenen Schulzeit – kennen. Alles läuft in wohlgeordneten Bahnen ab.

## Materiefreier Raum

Doch war das der Stand der Dinge nur bis zu Beginn des 20. Jahrhunderts. Seitdem behaupten Physiker, dass es innerhalb der mikroskopischen Welt noch eine kleinere Welt gibt: die Welt der Quanten als kleinste energetische Einheit. Eine Welt ohne Hormonsystem, ohne funktionierende Organe, ohne fließendes Blut. Und das Wundersame: Diese Welt funktioniert auch, obwohl sie im Wesentlichen aus Nichts besteht, zu 99,99999 Prozent aus Leere, einem materiefreien Raum zwischen subatomaren Teilchen. Wie schon anhand der schmerzhaften Begegnung mit dem Tischbein erwähnt, können wir uns eine solche Welt nicht ganz leicht vorstellen, sitzen wir doch sicher und bequem auf Stühlen und haben meist keine Angst, gleich ins Nichts zu fallen. Doch eben jene Vorstellung des Stoßens am Tischbein hilft uns auch weiter: Denn die Schmerzsignale, die unser Gehirn erreichen, werden nicht per Eilbrief oder Expresspaket versandt. Hier sind plötzlich blitzschnelle sensorische Eigenschaften im Spiel, die uns mehr mit der Vorstellung des Menschen als Energiewesen vertraut machen. Haben Sie beispielsweise schon einmal darüber nachgedacht, wie elektrisch Sie sind? Dann denken Sie doch einmal an den letzten Check-up beim Arzt, als dieser ein Elektrokardiogramm (EKG) bei Ihnen gemacht hat.

*Das herkömmliche Atommodell hat keinen Bestand mehr: Gemäß den Vorstellungen der Quantenphysiker ist ein Atom ein schwingendes Nichts um den Atomkern herum.*

# Die Atome lösen sich auf

Genau wie die griechischen Wissenschaftler vor 2500 Jahren versuchten auch die modernen Physiker zu ergründen, woraus die Atome wirklich bestehen. Sie waren erstaunt, denn sie hielten buchstäblich dieses Nichts in den Händen. Das atomare, mikroskopisch kleine Universum enthielt keine festen materiellen Bestandteile mehr, keine festen Billardkugeln, wie man sich die Atome früher vorstellte, weil man irgendetwas brauchte, das man greifen konnte – die äußere Form.

Alles, was sich für uns fest anfühlt, ist Energie, Schwingung. Eben dieses Nichts, von etwas Materie abgesehen. Ein Mathematiker rechnete einmal aus, dass man unter Weglassen des Nichts einen zwei Meter großen Menschen auf die Größe eines zwei Millimeter großen Zuckerkrümels reduzieren könnte – so gesehen könnte die gesamte Menschheit sehr platzsparend aufbewahrt werden.

Die entscheidende Rolle für die Größe eines Atoms und dessen Härte spielen die Elektronen. Sie umschwirren den Atomkern auf Orbitalen – vereinfacht ausgedrückt: auf Wellen –, jedoch nicht, wie einst angenommen wurde, auf festgelegten Umlaufbahnen.

*Lassen Sie sich durch die – zugegebenermaßen komplexen – theoretischen Grundlagen unserer Methode nicht verunsichern – bei Matrix Inform kommt es in erster Linie auf die Praxis an!*

# Heisenbergsche Unschärferelation und Wellenkollaps

Beim Begriff der Welle kommen nun weitere quantenphysikalische Begriffe ins Spiel, so etwa Heisenbergs Unschärfetheorie. Dazu muss man kurz beleuchten, was es mit diesen subatomaren Teilchen, besonders den negativ geladenen Elektronen, auf sich hat, die den Atomkern aus Protonen und Neutronen umschwirren.

Bei der Erforschung dieser Miniwelt stellte der deutsche Physiker und Nobelpreisträger Werner Heisenberg (1901–1976) fest, dass sich der Aufenthaltsort der Elektronen gar nicht definitiv bestimmen lässt. So entstand ein mathematisches Konstrukt, eine Wellengleichung. Sie besagt, dass die Wahrscheinlichkeit, dass ein Teilchen an einem bestimmten Ort anzutreffen ist, eben nur als Wahrscheinlichkeit für diesen möglichen Aufenthaltsort formuliert werden kann. Wird ein Teilchen an einem bestimmten Ort fixiert, beträgt die Aufenthaltswahrscheinlichkeit dort 100 Prozent und ist an anderen Orten damit gleich Null. Diese Wahrscheinlichkeitsverteilung wird durch eine Welle dargestellt und gibt lediglich die Tendenz an, mit der ein Teilchen an einer bestimmten Stelle auftauchen könnte, falls man dort nach ihm sucht.

Das Teilchen ist im Raum »verschmiert«, bis es durch eine Ortsangabe fixiert ist. Damit kollabiert die Wahrscheinlichkeitswelle. Diese Fixierung an einem bestimmten Ort – man könnte auch sagen: in der Realität – heißt in der Quantenphysik Wellenkollaps. Wenn Sie Ihre Aufmerksamkeit auf etwas richten, bringen Sie auf Quantenebene automatisch die Welle zum Kollabieren, wodurch es zu einer veränderten Realität kommt. In der Regel ist uns dies nicht bewusst. Wir halten uns für unbeteiligte Beobachter. Doch unabhängig davon, ob wir etwas bewusst oder unbewusst beobachten, setzen wir Energie ein, die die Welle zum Kollabieren bringt.

*Mit Matrix Inform führen wir den Wellenkollaps ganz bewusst herbei und verändern damit die bestehende Realität.*

## Der Mensch als Zuschauer oder aktiver Teilnehmer

Als noch das mechanistische Weltbild herrschte, man also annahm, dass allein Materielles existiert, hatte der Mensch mit der Funktion der Natur eigentlich nichts zu tun. Er war nur Zuschauer dessen, wie alles funktioniert, bzw. Täter, weil er sich die Natur untertan machen wollte. Die neue Physik sieht das anders. In der Welt der Quanten ist der Mensch Beobachter und damit aktiver Begründer einer sich neu ordnenden Realität. Nachdem man im sogenannten Doppelspalt-experiment erkannt hatte, dass sich Energie auf atomarer Ebene sowohl als Teilchen als auch als Welle verhalten kann, wurde dadurch auch die Bedeutung des Versuchsleiters als Beobachter deutlich. Dieser entschied kraft seines Bewusstseins im Rahmen des Teil-chen-Welle-Dualismus, ob diese Doppelnatur zugunsten des Teil-chens aufgegeben wird oder eine Welle bleibt.

Solche Wellen haben bestimmte physikalische Eigenschaften: Sie können sich überlagern, also größer werden, was man als positive Interferenz bezeichnet, und sie können sich auslöschen, was de-struktive Interferenz genannt wird. Dies können Sie auch bei ein-fachen Meereswellen am Strand beobachten.

*Beobachten wir natürliche Vorkomm-nisse, finden wir alles bestätigt, denn die Natur liefert uns den besten Anschau-ungsunterricht.*

Wenn Sie nun nicht nur als Beobachter fungieren, sondern auch als kritischer Leser, könnten Sie zu Recht einwenden, dass sich die Quantenphysik nicht unbedingt auf große Objekte wie Menschen oder Tiere anwenden lässt. Wir können uns tatsächlich nicht wie ein Neutronenstrahl durch alles völlig unbehelligt hindurchbewegen, wir können uns auch nicht wie ein Zwillingspaar gleichzeitig sowohl in Rom als auch in Paris aufhalten. Quanten können das schon: Das bezeichnet man in der neuen Physik als Verschränkung. Und hierin liegt die Erklärung, warum Matrix Inform auch über Entfer-nungen hinweg gut einsetzbar und wirksam ist. Denn auch beim Menschen, dieser auf atomarer Ebene riesigen Galaxie, sind quan-tenphysikalische Effekte normal.

Dazu gehört beispielsweise auch, dass Quanten dem Prinzip der Nichtlokalität folgen, d. h. unmittelbar aufeinander reagieren und

## Verschränkung und Nichtlokalität

Das **Prinzip der Verschränkung** besagt, dass in der Quantenwelt zwei Teilchen, die einmal als eine Einheit miteinander in Verbindung gestanden haben, auch nach der Trennung als Einheit zu betrachten sind. Dabei spielt die Entfernung keine Rolle, ob es sich nun um Meter, Kilometer oder gar Lichtjahre handelt.

Das **Prinzip der Nichtlokalität** besagt, dass ein Teilchen, das sich irgendwo befindet, ganz spontan und ohne zeitliche Verzögerung auf eine Veränderung reagiert, die sich in oder an seinem Zwilling ereignet.

*Informationen werden im Körper auf unterschiedliche Art und Weise ausgetauscht, teilweise mit Überlichtgeschwindigkeit.*

miteinander kommunizieren können. Die Geschwindigkeit, mit der die Teilchen kommunizieren, soll nach relativ neuen Forschungen Überlichtgeschwindigkeit betragen. Das wird sich bei einem Menschen von zwei Metern Größe vermutlich unwesentlich bemerkbar machen, doch können Sie sich die Bedeutung dieser blitzartigen Kommunikation für den Informationstransfer im Körper vorstellen? Denn bitte denken Sie immer wieder daran: Unter Ihrer Hautoberfläche tobt ein atomarer Energievulkan, der durch energetische Informationen in Wellenform aus der Umgebung noch kräftig angeheizt wird.

Und noch eine ungeheuerliche Vorstellung: Wenn wir den Urknall als Modell zugrunde legen, haben sich die Teilchen getrennt und tun das immer noch, weil sich das Universum laut diesem Modell immer weiter ausdehnt. Wenn diese Verbindung der Teilchen mit den gespeicherten Informationen permanent vorhanden ist, steht Ihnen theoretisch die Erfahrung von Millionen von Jahren in den Atomen, die Ihren Körper bilden, zur Verfügung.

Zwar können wir, auch wenn wir uns noch so sehr anstrengen, ein Quantensystem nie direkt beobachten, dafür aber seine Auswirkungen auf seine Umgebung. Das kann ein Messgerät sein, aber auch ein menschliches Auge. Und das ist wieder ein Zusammenschluss von Atomen, die den Gesetzen der Quantenphysik gehorchen. Doch keine Sorge: Der Apfel, der Sir Isaac Newton auf den Kopf gefallen ist und für die Formulierung der Schwerkraftgesetze sorgte, wird auch weiterhin so fallen. Hier müssen Sie sich nicht umorientieren.

# Die Matrix in der Matrix in der Matrix

*Die Gesetze der »alten« Physik haben nach wie vor Wirkung und gelten insbesondere für große Körper.*

Betrachten wir einmal, wie Dinge entstehen und in die dritte Dimension unserer Realität gelangen. Über allem steht unser Bewusstsein. Das Bewusstsein kreiert eine Idee. Für diese Idee muss nun eine Ur-Matrix erstellt werden, ein Plan. In diesem Plan werden nun alle Parameter festgehalten, die Voraussetzung für die Erstellung sind. Die Ur-Matrix beinhaltet alles. Machen wir es an dem Beispiel eines Hochhauses deutlich: Der Gesamtplan beinhaltet alles, doch um das Gebäude auch so entstehen zu lassen, werden detaillierte, ergänzende Pläne erforderlich. So werden beispielsweise für die Elektrik Schaltpläne angefertigt, für die Wasserversorgung ein Leitungsnetz gezeichnet, für jedes Stockwerk ein eigener Plan und so fort. Es entstehen also viele ergänzende und vertiefende Matrizen, damit jeder Facharbeiter seine Arbeit optimal verrichten kann. Und nach diesem Prinzip – nur um ein Vielfaches komplexer – ist auch ein menschlicher Organismus aufgebaut.

Auf jeder Großbaustelle gibt es die unterschiedlichsten Gewerke mit vielen Spezialisten. Maurer, Schreiner, Elektriker, Installateure, Gipser und viele mehr. Würde jeder Spezialist nach Gutdünken und eigener Vorstellung arbeiten, herrschte in relativ kurzer Zeit Chaos auf der Baustelle, und das Gebäude würde nie fertiggestellt werden können.

Im Prinzip folgt auch unser Körper diesen Voraussetzungen – nur dass alles viel komplexer ist. 50 Billionen Körperzellen, alles Spezialisten, die genau wissen, was ihre Aufgabe ist. Würden sie allein entscheiden, wann was zu tun ist, wären wir nicht lebensfähig. Es bedarf auch hier einer übergeordneten Instanz, um alles zu koordinieren und für einen reibungslosen Ablauf zu sorgen. Mit Matrix Inform verhelfen wir dieser Instanz wieder dazu, besser zu wirken. Wir lösen verdichtete Schwingungen auf, lösen blockierende Energien und bringen alles wieder in Fluss.

## Ein ganzer Matrixverband

Der Mensch besteht aus Information, Energie und Atomen und wird zu Materie. Jeder Teil unseres Organismus empfängt und sendet Schwingungen. Diese können sich innerhalb des Organismus ausbreiten und auch in die Umgebung abstrahlen. Jedes Molekül, jede Zelle, jedes Gewebe und jedes Organ hat eine ideale Resonanzfrequenz, die die jeweiligen Aktivitäten koordiniert. Zellen und Elemente innerhalb der Zellen schwingen dazu je nach Bedarf synchron und harmonisch. Ob Formänderungen der Zellen oder Proteine in und außerhalb einer Zelle oder Signalübertragung – all das spielt sich auf atomarer Ebene räumlich und zeitlich als harmonische Schwingungen ab. Als Übertragungsmedium dient uns das Wasser im Körper, das Nervengewebe dient als Stromleitung.

Darüber hinaus gibt es noch einen weiteren Übertragungsweg: über das Bindegewebe. Dies funktioniert wie ein Einkaufsbeutel: Jedes Organ wird von Bindegewebe umkleidet, es verleiht dem

*Jede Zelle des Körpers ist ein Spezialist. Für eine reibungslose Funktion und harmonische Abläufe sorgt eine übergeordnete Instanz – unser Bewusstsein.*

Organ inneren Halt und Struktur, dient als Aufhängeapparat und verbindet die Muskeln und Sehnen mit dem Knochengerüst. Als Ganzes genommen ist das Bindegewebssystem das größte Organ des Körpers.

All diese Strukturen sind miteinander verknüpft, jede Matrix steht in Verbindung mit der Ur-Matrix: Die Matrix der Zelle – oder auch das Innenleben der Zelle – ist über die Zelloberfläche mit dem Bindegewebe, der extrazellulären Matrix, verbunden. Es wurden zahlreiche Bindungsproteine entdeckt, die sogenannten Integrine. Und in gleicher Weise – wie außen, so innen; wie innen, so außen – ist die Zellmatrix auch mit dem Zellkern verbunden.

Damit wird deutlich, dass zwischen Zellumgebung, Zellinnerem und Kerninnerem, dem genetischem Material, keine definierten funktionellen Grenzen verlaufen; alles ist miteinander vernetzt. Der Zellkern steht direkt mit dem kreuz und quer verspannten Bindegewebe in Kontakt, das sich durch den ganzen Körper erstreckt: Alles ist mit allem verbunden.

*Alles ist mit allem verbunden: wie innen, so außen; wie unten, so oben.*

## Wie eine russische Matroschka

Sicherlich kennen Sie die russischen Matroschka-Püppchen aus Ihrer Kindheit: Sie öffnen eine, und zum Vorschein kommt eine kleinere Puppe innerhalb der größeren. So ist es auch mit der Matrix in der Matrix in der Matrix: Die einzelnen Matrizen sind ineinander verschachtelt.

▸ Auf kleinster Ebene findet sich die zytoplasmatische Grundsubstanz, das von etwas Wasser umflossene Zellgerüst.

▸ Diese Zellen sind von einem Raum umgeben.

▸ Schließlich folgt das alles umspannende und bis in die kleinsten Winkel des Körpers reichende Netzwerk des Bindegewebes.

In diesem Matrixverband gibt es keine Grundeinheit, keinen zentralen Aspekt und keinen Teil, der am wichtigsten wäre. Die Eigenschaften des gesamten Netzes hängen alle von den Aktivitäten aller eingegliederten Einzelteile ab. Nur wenn komplexe lebende Systeme ein derartig gut funktionierendes Informationsnetz besitzen, können die Systeme leben und agieren. Jeder Bestandteil muss seine eigenen Aktivitäten schnell und richtig an die Aktivitäten der anderen Teile anpassen, jede Zelle muss über die Aktivitäten informiert werden, die sich gerade in einem anderen Teil des Körpers abspielen.

Ferner kommt der Gesamtheit aller Matrizen auch eine enorme Bedeutung bei der Immunarbeit zu. Entzündungen werden erkannt, Zellen werden als Reparaturtrupp angefordert, sie fressen Fremdkörper und Erreger, der gesamte Reparaturverlauf wird kontrolliert. Man kann sich vor der Natur nur in Ehrfurcht verneigen.

## Kristallstrukturen im Bindegewebe

Nervenimpulse sind schnell. Sehr schnell: In 1 Sekunde schaffen sie es, zwischen 10 und 100 Meter zurückzulegen. Doch das ist immer noch zu langsam für geplante biologische Prozesse und reflexhafte Bewegungen. Die kommen zustande, weil elektromagnetische Signale durch einen Flüssigkristall-Halbleiter fließen, der die Organe umhüllt und den schwingenden Einklang aller Zellen erklärt. Sie kennen diesen Flüssigkristall-Halbleiter bereits: Es ist die Kommunikationsbrücke zwischen Zellkern und Umwelt, auch bekannt als Bindegewebe. Bindegewebsfasern sind äußerst gleichmäßig angeordnet. Und für äußerst gleichmäßig und parallel angeordnete Moleküle, ob sie nun in flüssiger oder fester Form vorkommen, gibt es einen Namen: Kristall.

*Im Grunde funktioniert der Körper wie ein kybernetischer Regelkreis: Kein Teil, keine Eigenschaft bleibt isoliert und unkorreliert im Raum stehen – sie sind alle miteinander verbunden. Alle Daten, alle Informationen werden mit Höchstgeschwindigkeit überprüft, umgesetzt und nochmals überprüft – eine Vielzahl sich überkreuzender Wege.*

## Kristalline Strukturen im menschlichen Körper

Kristallin strukturierte Molekülanordnungen sind in verschiedenen Körperbereichen zu finden:

▶ In den Genen der DNA

▶ In den Stäbchen und Zapfen der Netzhaut

▶ In den Umhüllungen der Nervenzellen

▶ Im Kollagen – d. h. dem Strukturprotein – des Bindegewebes

▶ Im Muskelgewebe

*Noch ein Vergleich: Bei der chemischen Signalübertragung legt der Impuls weniger als einen Zentimeter pro Sekunde zurück. In dieser Zeit schafft es eine elektromagnetische Welle von der Erde fast bis zum Mond.*

Intuitiv würden wir biologische Strukturen wohl nicht für kristallin halten, weil wir uns unter Kristall ein hartes Mineral vorstellen, etwa einen Diamanten. Dennoch ist die kristalline Anordnung in lebenden Systemen die Regel, nicht die Ausnahme. Viele Moleküle, die sich in unseren Organen befinden, funktionieren wie ein System derartiger Flüssigkristalle.

Die kristalline Struktur der Moleküle, aus denen unser Bindegewebe besteht, hat nun eine bemerkenswerte Eigenschaft: Es handelt sich dabei um einen Halbleiter. Diese können nicht nur Energie leiten, vergleichbar etwa mit dem Anschalten des Lichts; sie können auch Informationen leiten, Energie speichern, Signale verstärken und Informationen filtern – genau wie ein Halbleiterchip in Ihrem Computer. Mit Matrix Inform können wir auf der kristallinen Ebene mittels geometrischer archetypischer Energieformen wirken.

# Die Psyche
# schlägt zurück

## Stress und seine Folgen

Zwischenmenschliche Beziehungen, der eigene Lebensstil und beispielsweise auch die Situation am Arbeitsplatz – all das kann einen Menschen unter Druck setzen und deutlich spürbare körperliche Veränderungen hervorrufen. Dabei ist Stress eine ganz normale Reaktion unseres Körpers, und zwar auf unsere Umwelt. Schon seit Jahrtausenden sind wir »gestresst«, nur wusste es die Spezies Mensch wahrscheinlich zu der Zeit noch nicht, als man noch mit Keule bewaffnet aus einer Höhle schlich, um das Mittagessen für die Stammesangehörigen zu erkämpfen.

*Stress ist eine ganz normale – und nützliche – körperliche Reaktion. Nur wenn Stress zum Dauerzustand wird, macht er krank.*

## Menschliche Materialermüdung

Zwar erscheint der Begriff »Stress« wie ein Unwort des Jahres, das irgendwann einmal nach Deutschland importiert wurde, und es gibt sogar schon eine Stresslandkarte von Deutschland; doch im heutigen Sinne geprägt hat den Begriff der Arzt und Forscher Hans Selye (1907–1982), der sich in den 1930er-Jahren mit dem Thema einen Namen machte und den Begriff aus der Physik entlieh, wo er Materialermüdung durch Zug und/oder Druck bedeutet.

»Materialermüdung durch Zug und/oder Druck« – sehen Sie Parallelen zu sich selbst? Wie wir mit den Folgen dieser im Grunde genommen ganz alltäglichen Angelegenheit umgehen können und was Matrix Inform dabei leisten kann, erfahren Sie jetzt.

# Auf dem Weg in die permanente Anspannung

Stress kommt vom lateinischen *stringere* und bedeutet anspannen, wobei es sowohl positiven Stress – sogenannten Eustress – als auch negativen Stress – Disstress – gibt. Doch wirkt sich dauerhafter Stress – egal in welcher Form – immer nachteilig auf den Organismus aus.

In Deutschland ist das Burnout-Syndrom mittlerweile für viele Menschen zu einem Grund geworden, vorzeitig in den Ruhestand zu gehen. Die Gründe für diese Erkrankung sind vielschichtig, oft entsteht sie jedoch durch Druck am Arbeitsplatz.

Meist leiden die Patienten unter totaler Erschöpfung und sind nicht mehr leistungsfähig – weder im Job noch in der Familie. Betreffen kann Burnout – das »Ausgebranntsein« – jeden, egal ob Schüler oder Rentner, Arbeitsloser oder Top-Manager; denn anscheinend gibt es nur wenige Möglichkeiten, den Stress zu vermindern oder gar ganz zu verhindern.

*Dauerstress führt zur totalen Erschöpfung. Die Folge heißt: Burnout.*

## Jeder bewertet Stress anders

Abschaffen kann man Stress offensichtlich nicht – also kommt es darauf an, wie man damit umgeht. Und jeder geht mit dieser Herausforderung individuell anders um. Ob aus Stress Schmerzen, eine verminderte Leistungsfähigkeit, instabile Gefühlslagen bis hin zur

Depression, organische Fehlsteuerungen, lebensgefährliche Krankheiten oder Anspannungen auf körperlicher und/oder seelischer Ebene entstehen, entscheidet jeder Mensch für sich selbst.
Anspannungen wirken auf unterschiedlichste Arten und können im gesamten Organismus Störungen hervorrufen. Mit Matrix Inform lassen sich diese Anspannungen lösen, gestaute Energien wieder zum Fließen bringen und energetische Mangelzustände aufheben. Manchmal reicht schon eine Matrix-Inform-Anwendung, um angestauten Stress loslassen zu können und den eingeschränkten Selbstheilungskräften wieder zu ihrer Wirkung zu verhelfen.

*Matrix Inform bringt die Energien wieder zum Fließen. Energiemangel wird ausgeglichen, ein Energiestau abgebaut – alles regelt sich auf harmonische Art und Weise.*

# Fall 2 – »Restless Legs«

Brigitte (45) hat Angst, panische Angst. Dabei ist ihr Zahnarzt ein ganz Netter, denn er weiß, dass seine Patientin tausend Tode stirbt, wenn sie ins Behandlungszimmer geführt wird. Zumal Brigitte leider noch weitere gesundheitliche Probleme hat: Seit geraumer Zeit leidet sie nicht nur unter Schlafstörungen, sondern auch unter dem Problem der »Restless Legs«. An dem Symptombild der »Restless Legs« leiden etwa zehn Prozent der Bevölkerung, die Ursache kann man bislang noch nicht eindeutig benennen. Möglicherweise besteht ein Zusammenhang mit dem Neurotransmitter Dopamin. Die Klassifikation als unheilbare Erkrankung belastet die Betroffenen sehr; oft verzweifeln sie. Bei der Erkrankung sind die Beine von einer permanenten Unruhe befallen. Man kann sie nicht still halten, nicht tagsüber, nicht in der Nacht. Gefühlsstörungen und Bewegungsdrang sind stark ausgeprägt, es kribbelt und schmerzt. Wenn es mit dem »Zappeln« losgeht, hilft nur Gegenbewegung. Manchmal, wenn auch nicht so häufig, sind auch die Arme betroffen.

Für Brigitte kommt nun auch noch der Zahnarztbesuch dazu. Schon beim Gedanken an den Behandlungsstuhl werden Brigittes Hände schweißnass. Der Tag war abzusehen, an dem eine Behandlung aufgrund dieser extremen Unruhe überhaupt nicht mehr durchgeführt werden konnte. Auch die einfühlsamen Hypnosen, die Brigitte bislang aus ihrer Angststörung geführt hatten, brachten inzwischen keine Hilfe mehr.

Doch Zahnarzt Ulf, ein Matrix-Inform-Anwender, hatte die Idee, das Energiefeld seiner Patientin zu klären. Brigitte war damit einverstanden, eine Sitzung mit Matrix Inform am eigenen Leib zu erfahren. Noch im Behandlungsstuhl stieg in Brigitte ein Gefühl tiefer Zufriedenheit und wohliger Wärme auf. Und die Schmerzen waren wie weggeblasen! An diesem Tag fühlte sich Brigitte so gut wie

*Matrix Inform transformiert und führt zu Veränderungen – sichtbar, spürbar und reproduzierbar. Ändern sich die ursächlichen Energien, geschehen die Veränderungen sofort und dauerhaft.*

## Was passiert bei Stress im Körper?

Stress ist eine ganz normale physiologische Reaktion. Das Reaktionsmuster läuft unabhängig davon ab, welcher Reiz auf unseren Körper einwirkt. Entscheidend seit Anbeginn der Menschheit war, ein hoch leistungsfähiges System zu schaffen, das in kürzester Zeit viel Energie bereitstellt und blitzschnelle Reaktionen ermöglicht.

▶ Herzschlag und Blutfluss erhöhen sich, womit mehr Sauerstoff dorthin geliefert wird, wo er gerade gebraucht wird.

▶ Die Atemfrequenz erhöht sich, damit grundsätzlich mehr Sauerstoff im Körper zur Verfügung steht.

▶ Die Muskeln werden besser durchblutet, damit man beispielsweise schneller weglaufen kann.

▶ Die Pupillen vergrößern sich, um visuelle Reize aus der Umgebung besser aufnehmen zu können.

▶ Die Verdauung wird herabgesetzt.

46

lange nicht mehr, in der darauffolgenden Nacht konnte sie seit fünf Jahren erstmals wieder durchschlafen.

Zehn Tage später kam es in Brigittes Leben zu einem heftigen Streit, der für sie extremen Stress bedeutete. Seit der Matrix-Inform-Anwendung hatte sie weniger Tabletten nehmen müssen, da kaum noch Schmerzen auftraten, auch schlafen konnte sie gut. Doch mit dem Streit brach alles wieder zusammen und wurde vielleicht noch schlimmer als vorher. Beim Zahnarzt, diesmal nicht der Zähne wegen, erfolgte eine erneute Matrix-Inform-Behandlung, die sie anschließend noch einmal wiederholte. Nach insgesamt drei Anwendungen war Brigitte beschwerdefrei und fühlte sich einfach super. Sie kann heute sechs bis sieben Stunden durchschlafen, die Schmerzen sind völlig weg, auf Tabletten kann sie verzichten. Das Thema der »unheilbaren Krankheit« ist für sie abgeschlossen. Brigitte ist froh, den gewohnten Weg verlassen und unbekanntes Terrain betreten zu haben.

# Der Säbelzahntiger im Gebüsch

Dieser inzwischen ausgestorbene Erdbewohner wird gern bemüht, wenn es darum geht, den Ablauf einer Stressreaktion zu verdeutlichen und den tatsächlich dahintersteckenden Grund aufzudecken, weshalb eine Stressreaktion eine angeborene und sehr nützliche Reaktion auf äußere Umstände sein kann.

Trafen Mensch und Säbelzahntiger während eines Spaziergangs gegen Ende der letzten Eiszeit aufeinander, hieß es: Keule oder Beine – kämpfen oder weglaufen. Das war dann eine stressige Si-

Spricht ein Therapeut von »unheilbar«, so sagt er damit, dass sein Wissen und sein Können keine Lösung bieten. Matrix Inform öffnet neue Möglichkeiten, und »unheilbar« wird zur »Illusion«.

tuation mit akutem Entscheidungsbedarf. Doch irgendwann war der Stress auch wieder vorbei: Entweder war man dem Tiger erfolgreich entkommen, oder dieser hatte das Zusammentreffen für sich entschieden.

Mittlerweile sind wir 20 000 Jahre weiter; entsprechende Gefahrensituationen haben sich auf ein Minimum reduziert, den Bürostress haben wir gerade erst erfunden. Die uralte genetische Kodierung in Sachen Stress lassen wir jedoch im Alltag immer wieder neu ablaufen. Was wir vergessen haben, ist jedoch, dieses Notfallprogramm auch wieder abzuschalten, wenn es seinen eigentlichen Zweck, eben den wie zu Säbelzahntigers Zeiten, erfüllt hat.

*Der Körper unterscheidet nicht zwischen tatsächlichem und eingebildetem Stress.*

## Aus dem Gleichgewicht geraten

Da der Körper nicht unterscheidet, ob es sich nun um eine für den Menschen letztlich gefährliche oder gewünschte und positive Situation handelt, ist die hormonelle Reizantwort immer die gleiche. Stress bleibt Stress, egal ob ein Mensch sich durch den Vorgesetzten, den Ärger mit der Familie, hohe Rechnungen oder den Stau im alltäglichen Berufsverkehr körperlich und geistig unter Druck setzt und schließlich physisch aus dem Gleichgewicht gerät.

Leider richten wir unser Augenmerk allzu oft auf diesen negativen Stress, den Disstress. Negative Erfahrungen prägen sich dem Gedächtnis weitaus stärker ein als positive, die wir schnell als normal ansehen und vergessen. Das ist biologisch auch durchaus sinnvoll, da negative Erfahrungen helfen sollen, diese in Zukunft zu vermeiden – ein Beitrag zur eigenen Evolution. Menschen bewerten Dinge aufgrund der eigenen Lebenserfahrung, und die gespeicherten Erfahrungen sind durch die vorherigen Bewertungen bereits entsprechend gefärbt.

Stress ist positiv, wenn man beispielsweise einer Aufgabe gegen-
übersteht, die man gern meistern will: Wir wollen uns zu einer höheren Leistung anspornen, ein Gefühl der Befriedigung erreichen,
einen gewissen Kick spüren – etwa beim Bungee-Jumping. Doch die
körperlichen Reaktionen bleiben die gleichen wie bei negativem
Stress; es werden immer die gleichen körperlichen Botenstoffe aus-
geschüttet.

# Wegbereiter zur Stresskrankheit

Hält Stress in Form der individuell belastenden Situation jedoch
über längere Zeit an, pendeln sich die physiologischen Regulationsmechanismen nicht mehr auf die normale Ausgangslage ein. Die
menschliche Anpassungsreaktion ist gewissermaßen aus dem

*Stress ist nicht nur schlecht – wir brauchen ihn auch im täglichen Leben. Anspannung und Entspannung müssen in einem guten Verhältnis sein, dann macht der Stress keinen Stress.*

## Langzeitfolgen von Stress

▸ **Bluthochdruck**
▸ **Stoffwechselerkrankungen**
▸ **Allergien**
▸ **Chronische Entzündungen aufgrund von Immunschwäche**
▸ **Kopfschmerzen**
▸ **Rückenbeschwerden**
▸ **Schlafstörungen**
▸ **Schwindelanfälle**
▸ **Magenbeschwerden mit Sodbrennen bis hin zum typischen Stress-
magengeschwür; Essstörungen**
▸ **Psychische Beschwerden wie Depressionen, Panikattacken, Wut-
anfälle, Angst, Suizidgedanken, Stottern oder nächtliches Zähne-
knirschen**

Ruder gelaufen, und es besteht die Gefahr, dass die dauerhafte Anspannungsreaktion vom Körper nicht mehr kompensiert und der Mensch krank wird. Der jahrelange Dauerstress fordert seinen Tribut. Die typischen Stresshormone sind dauerhaft erhöht und unterdrücken die regulären Körperfunktionen etwa von Schilddrüse und Immunsystem sowie Wachstumsprozesse und vieles mehr. In diesem Moment hat der Betroffene die Anpassungsphase beendet; es beginnt die Erschöpfungsphase mit zunehmend steigender Gefahr von Langzeitfolgen.

*Eine Autobatterie, die nicht durch einen laufenden Motor über die Lichtmaschine geladen wird, ist bei einem eingeschalteten Verbraucher (Licht) über Nacht leer. Ist der Mensch nicht mit lichtvollen Ebenen verbunden, läuft er Gefahr, Burnout zu bekommen.*

Die Energiehormone verschaffen dem Menschen also nicht nur Energie, wenn es notwendig ist, sie rauben sie dem Menschen auf Dauer auch. Die »Batterie« ist irgendwann leer, man ist körperlich wie emotional ausgebrannt – ein Teufelskreis, ein chaotischer innerer und wahrscheinlich auch äußerer Gesamtzustand. Alles zehrt an den Kräften, nachdem der Mensch den »ersten« Stress zum (Über-)Leben gebraucht hat, um mit der aktuellen Belastung richtig umgehen zu können.

# Frei von hinderlichen Schwingungen

Ist ein Mensch dagegen an die lichtvolle, universelle Lebensenergie angeschlossen, was mit Matrix Inform leicht zu bewerkstelligen ist, regeln sich viele Dinge auf wundersame Art und Weise wie von selbst. Das eigene Energiefeld wird nach und nach von hinderlichen verdichteten Schwingungen befreit.

Ein Energiefeld, das wenig Anschluss an die universelle Lebensenergie hat, verdichtet sich immer mehr. Es sammeln sich wie auf einer Müllhalde viele hinderliche und verdichtete Schwingungen an. Solange diese im morphischen Feld einer Person wirken, gehen sie automatisch in Resonanz. Was wiederum bedeutet, dass Sie vielleicht überhaupt nicht reagieren wollen, sich aber aufgrund des Resonanzgesetzes nicht entziehen können. So werden Sie unweigerlich ständig mit Menschen, Dingen und Situationen konfrontiert, die zusätzlich auszehren, belasten und Energie verbrauchen. Es herrscht zunehmender Stress.

Ist Ihr morphogenetisches Feld geklärt, herrscht Klarheit; Sie gehen nur noch mit den Dingen in Resonanz, die Sie auch wirklich wollen. Selbst wenn Ihr Umfeld weiterhin negativ bleibt, tangiert es Sie nicht mehr. Nach und nach werden Sie erkennen, was gut für Sie ist, und nur noch solche Schwingungen in Ihrem Feld aktivieren, die förderlich sind.

*Je feiner das eigene Energiefeld, desto klarer die Ausstrahlung und die daraus resultierende Anziehung. Werden Sie zum Magneten für förderliche Energien!*

# Stress und seine Wirkung im Bereich der Gene

Der Fall Hermann hat Sie im vorigen Kapitel (siehe S. 27ff.) bereits damit vertraut gemacht, dass es eine körperliche Matrix gibt: die Verbindung von der Außenwelt direkt zum Zellkern. Sie sorgt dafür, dass alle Schwingungen aufgenommen, entsprechend dekodiert und direkt an die lebenden Strukturen, beispielsweise die Proteine in den Zellen, weitergeleitet werden. So ist man im Bedarfsfall blitzschnell reaktionsfähig, wenn Licht, Hitze, Kälte, die Brüllerei vom Chef oder sonstige Probleme ihre Wirkungen entfalten – auch Probleme, die man sich selbst durch seine Gedanken bereitet, z. B. durch Überforderung und überzogene Ansprüche. Obwohl der Mensch aus 50 Billionen Körperzellen besteht, gibt es im Körper keine einzige Funktion, die nicht bereits in der Einzelzelle angelegt wäre. Als Speichermedium und gleichzeitig als eine Art Fotokopierer für diese zahlreichen Baupläne unserer Organe benötigen wir die Gene. Unser Körper braucht über 30 000 verschiedene Proteine, um zu funktionieren, und die müssen dafür gegebenenfalls auch noch angepasst und umstrukturiert werden. Das kann nur geschehen, weil Proteine positive und negative Ladungen haben und mit elektromagnetischen Feldern interferieren können. Diese Prozesse laufen in einer einzigen Sekunde zu Tausenden ab. All das, all die Leben erzeugenden Bewegungen unterliegen quantenphysikalischen Gesetzmäßigkeiten: Jeder Teil weiß, was der andere gerade tut. Jedes Atom, jedes Molekül und alles im Gesamtverband der Matrix weiß, welche Aktivitäten gerade ablaufen.

Die DNA ist ein Speicher für alle Potenziale. Bei Stress wird sie verdichtet, dadurch ist der Zugriff auf die gespeicherten Informationen im Bedarfsfall eingeschränkt oder dauert länger. Das kann bei einem Infekt dazu führen, dass die Selbstheilungskräfte nur bedingt funktionieren.

## Unsere Macht liegt in den Genen

Forscher wissen mittlerweile viel über die Abläufe in den Genen, aber noch längst nicht alles. Eine wichtige Erkenntnis für das menschliche Leben ist, dass die Gene im Kern der Zelle kein Eigenleben entwickeln. Sie können nur im Zusammenspiel mit der Umgebung innerhalb und außerhalb des Körpers, sprich der Umwelt, die vollen Aktivitäten entfalten. Die meisten Gene, die für Krankheit und auch Gesundheit entscheidend sind und auf bestimmte Weise reagieren, werden mehr oder minder stark aktiviert, bis sie überhaupt funktionieren und ihre Tätigkeit der Proteinsynthese ausüben können. Alles ist angelegt, die vorherrschende Energie bzw. Schwingung aktiviert oder deaktiviert die Produktion der erforderlichen Proteine. Auf eine stressfreie, also nicht unter Druck stehende DNA kann leichter zugegriffen werden, die dort gespeicherten Potenziale können leichter zur Wirkung kommen.

In den Genen sind vielfältige Steuerungsprozesse inklusive Biofeed-back-Kontrolle angelegt:

► Kreislaufregulation
► Hormon- und Blutzuckerkontrolle
► Stressregulation
► Regulation des Immunsystems

An all diesen Vorgängen sind bestimmte Proteine beteiligt: Sie leisten überall im Körper biochemische Arbeit und wirken als Rezeptoren. Und jede dieser vielen besonderen Aufgaben erfordert ihren bestimmten Proteintypus.

# Besondere Stresserkrankungen

Wie sich nun gezeigt hat, gibt es *den* Stress nicht. Es ist nicht Ihr Chef, der Sie geärgert hat, Sie produzieren den Ärger selbst. Sie haben gewählt, und Ihre Wahl heißt: Mensch ärgere dich! Niemand kann Sie ärgern, es sei denn, Sie lassen es zu. Jeder Einzelne kreiert den Stress aufgrund seiner individuellen Bewertung selbst. Ob Sie positiv oder negativ auf Stress reagieren, hängt weitgehend davon ab, ob Sie etwa Ihre Arbeit als interessante Herausforderung empfinden oder als eine Last. Der menschliche Körper ist für die dauernden Anpassungsprozesse, mit denen wir täglich konfrontiert werden, gut gerüstet. Das Gehirn hilft, eine Situation als schwierig oder als potenziell gefährlich einzustufen, und schickt ein Signal an das Nervensystem, das daraufhin unsere körperlichen Funktionen umgehend der Situation anpasst. Wenn Ihr Haus brennt, ist es möglicherweise lebensrettend hinauszulaufen. Wenn Sie jedoch vor einer Fahrprüfung stehen oder bei einer Rede so reagieren, ist das möglicherweise nicht hilfreich.

Körperliche Stressreaktionen sind eigentlich alte Überlebensmechanismen, die wir heute jedoch meist nicht mehr brauchen. Im Gegenteil: Heute überlebt derjenige, der auf eine Stresssituation langsam reagiert.

53

## Die wichtigsten Symptome des Burnout-Syndroms

▸ Emotionale Erschöpfung, Stimmungsschwankungen, Angst, Lust-losigkeit, Depression, Aggression, Wutanfälle

▸ Andauernde Müdigkeit, Schlafstörungen, Konzentrationsmangel

▸ Negative Einstellung gegenüber Kollegen, Vorgesetzten und auch Kunden

▸ Negative Einschätzung von Sinn und Qualität der eigenen Arbeit

▸ Körperliche Beschwerden wie diffuse Schmerzen oder Magen-Darm-Beschwerden

*Stress ist die unwill-kürliche Reaktion auf alles, was als Stress bewertet wird. Viele Menschen z. B. haben Stress, wenn sie vor Gruppen sprechen sollen. Andere haben daran richtig Freude.*

Stress entsteht also nicht durch die Situation als solche. Der eine kann ruhig und entspannt in eine Prüfung gehen, während der andere nicht mehr in der Lage ist, klar zu denken. Viel Arbeit bedeutet nicht gleichzeitig Stress, große Verantwortung erzeugt nicht automatisch ein Magengeschwür oder führt zu Schlaflosigkeit. Stressfaktoren sind Reizfaktoren, die uns fordern, ganz egal, ob sie positiv oder negativ sind. Was für den einen zu viel ist, ist für den anderen zu wenig. Wie schon Paracelsus sagte: Die Dosis macht das Gift.

# Wenn Tätigkeiten krank machen – Burnout

Den Begriff kennt wahrscheinlich jeder; welche Probleme sich dahinter verstecken und sich noch entwickeln können, ahnt möglicherweise nicht jeder. Wie bereits erwähnt, kann jeder Mensch an Burnout erkranken – primär gefährdet sind Führungskräfte. Das Syndrom macht sich in der Berufsgruppe der Lehrer immer häufiger

bemerkbar, Ärzte und Pflegekräfte erfahren die Problematik ebenfalls am eigenen Leib. Doch ebenso kann es den Schüler wie auch
den Rentner treffen: Die Belastung steigt immer weiter, über das
verkraftbare Maß hinaus. Und irgendwann ist die Batterie dann
eben leer, sowohl im privaten als auch im beruflichen Alltag.

Die Ursachen für Burnout liegen oft im zwischenmenschlichen Bereich. Ein typisches Stichwort hierzu ist Mobbing. Genauso können
aber auch Fließbandarbeit, Lärm, Termindruck, Konzentrations-
zwang, zu hohe oder auch fehlende Verantwortung, Versagens-
ängste und/oder Perfektionismus sowie Schlafentzug und Techno-
stress dazu führen. Wer sich nach einer Schicht nicht richtig erholt,
tritt den nächsten Tag schon mit einer energetischen Negativbilanz
an. Das summiert sich. Fazit: Ist eine Situation nicht mehr kontrol-
lierbar, entsteht Stress. Werden die Belastungen nicht mehr kompensiert, kann der Zusammenbruch bald folgen.

Generell gesprochen entsteht Burnout dadurch, dass wir nicht
mehr an die Lebensenergie angeschlossen sind. Wir entladen unsere Zellen, bis sie ausgebrannt sind. Schließen Sie sich wieder an
die Lebensenergie an. Praktizieren Sie Matrix Inform, betreiben Sie
eine ständige Energie- oder Schwingungshygiene, und Ihr Stress
schwindet zusehends. Ein großer Vorteil in der Anwendung von Matrix Inform liegt darin, dass es ohne zeitlichen Zusatzaufwand
immer und überall eingesetzt werden kann. Sie müssen nur daran
denken.

*Mit Matrix Inform schließen wir uns wieder ans Energiedepot an und laden unsere leeren Zellen wieder auf.*

# Mit Stress umgehen lernen

Ob Sie mit Stress umgehen können oder ob Sie darunter leiden, ist
einzig und allein Ihre Entscheidung. Ihr Gehirn nimmt Informatio-

nen auf und bewertet sie entsprechend den Vorerfahrungen in Ihrem Speicher, seien sie bewusster oder unbewusster Natur. Denn das ist der Bewertungsmaßstab für die aktuelle bzw. neue Situation. Ist die Situation beherrschbar, beinhaltet sie positive Anregungen und lässt sogar Nervenzellen wachsen. Gefährliche Situationen schlagen Alarm und überfluten den Körper mit Stresshormonen.

In unserem Alltag kommt es nur zu wenigen bedrohlichen Situationen, die einen Adrenalinstoß verlangen, damit wir angemessen reagieren können. Häufiger erzeugen Dinge Stress, die uns ärgern, vielleicht noch aus der Vergangenheit heraus, oder wir machen uns Sorgen über Dinge, die in der Zukunft liegen und deshalb (noch) nicht real sind.

*Die tiefste Sehnsucht im menschlichen Herzen ist die nach innerer Harmonie. Das verlangt, seine Kraft nicht mit Ärger, Aufregung oder Sorgen und nicht mit destruktiven Gedanken und Gefühlen zu verschwenden.*

Man muss also über ein bestimmtes Muster von Reaktionen verfügen, um mit Stress richtig umgehen zu können. Man braucht ein bestimmtes Maß an persönlicher Belastungsfähigkeit. Das ist wie mit einem Eimer: Eine bestimmte Menge von »Stresswasser« passt problemlos hinein. Je größer das Volumen des Eimers, desto mehr kann er aufnehmen. Doch je höher der anfängliche Wasserstand im Eimer ist, desto schneller läuft er auch über.

Ob Sie tatsächlich Stress haben oder ob Sie nur glauben, Stress zu haben, ist letztlich egal. Wenn Sie eine Gefahr sehen – auch wenn gar keine da ist –, reagiert der Körper mit Stress. Einen großen Teil unserer Energie verschwenden wir mit unnötigen Sorgen, also negativen Gedanken an die Zukunft: Die Mehrheit dieser Dinge wird nie passieren oder sich wie Nebel auflösen.

Aus diesem Grund muss man sich allein schon aus Gründen der Vorbeugung um ein gesundes Maß an Psychohygiene bemühen und dafür sorgen, seine Lebensenergien nicht unnütz zu verschwenden. Einzig dafür hat die Natur das körpereigene System der Endorphine bereitgestellt – gewissermaßen Opium für die Seele.

# Der Stressfalle entgehen

Es gibt viele Untersuchungen und Veröffentlichungen über Stress mit wichtigen und hilfreichen Anleitungen, wie man mit diesen Belastungen fertig werden kann. Wichtig ist zu erkennen, dass Stress keine erlebte Fremdbestimmung ist. Nicht immer sind die anderen schuld.

Entscheidend ist, stressige Situationen neu zu betrachten und anders zu bewerten, die positiven Seiten zu sehen und Handlungsmöglichkeiten zu entwickeln, um nicht in die Stressfalle zu laufen. Zwar hängt die Stressbewältigung auch von den Ressourcen ab, die jeweils zur Verfügung stehen, Medikamente bieten aber nur kurzfristig einen Weg zu innerer Ruhe und Gelassenheit. Eine Änderung der geistigen Haltung bewirken Medikamente niemals, ebenso wenig wie Alkohol.

*Wenn man seinem Körper hilft, die Anspannungen als Folge von Stress loszulassen, wird der Körper immer entspannter, ruhiger und gesünder.*

# Am konkreten Problem arbeiten

Wer andauernd gestresst ist, muss sich bemühen, durch Selbstheilung oder mit Unterstützung eines professionellen Therapeuten die körperlichen Regulationsmechanismen wieder auf ein normales Niveau einzupendeln. Das funktioniert aber nur dann, wenn wirklich geklärt wird, worin das eigentliche Problem liegt. Ausweichen in eine dreiwöchige Pause im Liegestuhl beschert keine Lösung. Das ist keine wirkliche Entspannung. Und auch allein durch Sport kann man seinen Problemen z.B. nicht davonlaufen. Zwischenmenschliche Probleme erfordern zwischenmenschliche Lösungen, Probleme am Arbeitsplatz erfordern beispielsweise betriebsinterne Umstrukturierungen der Arbeitssituation. Auch mit kleinen Teillösungen kann bereits viel gewonnen werden.

Zu den bekannten Stresspuffern, die man selbst praktizieren und mit denen man den Geist zur Ruhe bringen kann, gehören beispielsweise Spaziergänge, Lesen, Gartenarbeit, Meditation, Yoga und autogenes Training. Auch Matrix Inform bietet einen ganzen Werkzeugkasten von Möglichkeiten, um die dem Stress zugrunde liegenden Probleme zu erkennen und auch zu beheben. So können emotional unausgeglichene Zustände wieder ins Gleichgewicht gebracht werden, und der Klient hat die Chance, selbst wieder effizienter mit seinen Gefühlen umzugehen und sich zu zentrieren. Bleiben Probleme über längere Zeit ungelöst, sind die Hintergründe »chronisch«. Dann werden Anwendungen mit Matrix Inform vermutlich immer wieder erfolgen müssen, damit sich der Klient in eine dauerhaft ausgeglichene Verfassung bringen kann.

# Krank sein
## gesund werden

*»Geht es Ihnen gut?« – »Das weiß ich noch nicht, mein Arzttermin ist erst nächste Woche!«*

Wer in diesem Fall eine Diagnose stellen möchte – etwa an welcher Krankheit der Befragte leidet –, könnte auf Anhieb und ohne Kenntnis der Laborwerte sagen: Es handelt sich hier um eine interne Kommunikationsstörung. Der innerlich verstummte Patient hat keine Anbindung mehr an eigene tiefere Erkenntnisse und Einsichten, stellt aber hohe Ansprüche und Erwartungen an die moderne Medizin, die ihn so optimal warten soll wie die Fachwerkstatt sein Auto.

> Wir alle haben einen »inneren Arzt«. Ihn zu hören und wirken zu lassen wäre eine natürliche Reaktion.

# Der Mensch als biologische Maschine

Im Gesundheitswesen gehen wir momentan den Weg der Technik. In jeder modern eingerichteten Arztpraxis müssen aus Sicht der Patienten mindestens ein paar Geräte stehen, bei denen es blinkt und piept. Intensivstationen bieten den notwendigen und üblichen Gerätepark von Beatmungsmaschinen, Infusomaten, EKG-Monitoren. Und im täglichen Sprachgebrauch sieht die Welt nicht anders aus:

Das Herz pumpt und fördert, wir laufen mit gut geölten Gelenken, alles funktioniert. Der Körper ist eine Maschine biologischer Art. Wir befinden uns also mitten in einer technisch orientierten Welt. Nicht der Erkrankte oder Hilfsbedürftige steht im Mittelpunkt – das Organ muss reparier- und austauschbar sein, wie ein Maschinenteil. Ab und zu lässt man einen medizinischen Check-up durchführen. »Eigentlich musst du mal wieder zum Arzt, wegen der Prävention!« Das Gewissen ist beruhigt.

*Die Gentechnik überlegt sich, wie durch Klonen für den Menschen geeignete Ersatzteile geschaffen werden können. Schweine liefern Bauchspeicheldrüsen, um den Menschen bei Diabetes mellitus zu helfen – das kann man mit Recht Reparaturmedizin nennen.*

Entschuldigen müssen wir uns im Westen für diese Denkart jedoch nicht – wir haben es nicht anders gelernt. Das mechanistische Weltbild hat sich schließlich seit den Zeiten René Descartes' in unseren Köpfen fest verankern können, und das ist 350 Jahre her. Die Natur bzw. das Universum wurde als großes, der Mensch als kleines Uhrwerk betrachtet: eben als Maschine, als Ansammlung von Teilchen und Zahnrädern.

Es darf uns deshalb nicht verwundern, dass in der westlichen Medizin auch wie in einer Uhrmacherwerkstatt gearbeitet wird: Degenerierte Hüftgelenke werden durch Titanimplantate ersetzt, Herzen, Lungen, Leberorgane werden ausgetauscht, neue Blutgefäße eingepflanzt. Fassen Sie das bitte nicht als Kritik an der modernen Medizin auf und verstehen Sie es bitte nicht falsch: Operationen, Intensivstationen, moderne Technik – all das hat seine Berechtigung, und wir wollen keinesfalls darauf verzichten.

Doch uns geht es noch um etwas anderes. Es geht uns um den Umgang mit dem Thema Mensch als krankem Wesen, nicht nur um die Fehlfunktion eines Organs oder um den Angriff von Krankheitserregern auf den Organismus. Es geht uns nicht nur um die Beseitigung eines speziellen Symptoms, sondern um den Gesamtkontext, um das Verständnis des Wesens Mensch mit all seinen gespeicherten Schwingungen.

# Krankheit
# als Botschaft der Seele

Auf der funktionellen Ebene bedeutet Krankheit, dass bestimmte innere Tätigkeiten des Organismus nicht richtig ablaufen und der Mensch in seinen Aktivitäten mehr oder weniger eingeschränkt ist. Akzeptieren wir, dass der Mensch mehr ist als ein funktionierender Körper, müssen wir bei ganzheitlicher Betrachtung einer Krankheit den Bereich von Körper, Geist und Seele mit einschließen und den Zustand von Gesundheit nicht nur als Abwesenheit von Krankheit definieren.

Widmet sich ein Mediziner im Krankheitsfall nur der Oberfläche, dem Symptom selbst, bleibt die Information aus der tiefen Struktur der Krankheit zwangsläufig verborgen. Natürlich lindert eine Symptombekämpfung akute Beschwerden und ist deshalb wahrscheinlich auch so beliebt. Allerdings stellt sie damit ein wirkliches Hindernis für die Bewusstseinsentwicklung eines Kranken dar, wenn dieser nicht zugleich die dem Symptom innewohnende Botschaft erkennt.

Lebensprozesse sind jedoch derartig vielschichtig, dass wir sie in ihrer Komplexität weder vollständig überblicken noch verstehen können. Niemand wird von Anfang an beurteilen können, welche Erfahrungen für einen Menschen hilfreich sind oder sein könnten. Derartige Zukunftsprognosen sind nicht möglich – man kann nur den einen Weg gehen oder einen anderen. Jeder Mensch muss seine eigenen Erfahrungen machen, diese sind nicht auf einen anderen Menschen übertragbar. Aus diesem Grunde kann man auch nicht sagen, warum der eine Mensch gesund und der andere Mensch krank ist, wenn beide ähnliche Ausgangsbedingungen auf-

*Krankheiten und Symptome sind ein körperlicher Ausdruck an der Oberfläche, um auf das in der Tiefe liegende Problem nicht optimal fließender Energien hinzuweisen.*

weisen. Krankheit bzw. Gesundheit ist etwas ganz Individuelles, dessen Beurteilung stets unterschiedlich ausfällt.

# Energien freisetzen

Es bleibt deshalb schwierig zu sagen, was Krankheit überhaupt ist und was sie hervorruft. Natürlich können an jeder Krankheit Mikroorganismen wie Bakterien, Viren oder Pilze beteiligt sein. Doch befinden sich überall Viren und Bakterien, sogar im Menschen selbst. Bakterien beispielsweise finden sich in der Mundhöhle und auch im Darm; hier haben sie hilfreiche Funktionen, und der Mensch wird nicht krank. Die Frage stellt sich, warum das Immunsystem bei dem einen Menschen den »Umweltreiz« – die durch Viren ausgelöste Magen-Darm-Grippe, den Schnupfen, die Blasenentzündung – überwinden kann, bei dem anderen dagegen nicht.

*Jede Krankheit erzeugt durch die Gedanken, Emotionen und Gespräche der Betroffenen und Therapeuten im Laufe der Zeit ein immer größer werdendes morphisches Feld. Durch Schwingungen im eigenen Energiefeld gehen Menschen mehr oder weniger damit in Resonanz.*

Hier muss, wie immer, im Einzelfall gefragt werden, wo das eigentliche Problem liegt. So die herkömmliche Vorgehensweise. Doch bringen wir das Gesetz der Anziehung ins Spiel und betrachten Krankheiten als Schwingungen und Schwingungsfelder, die teilweise über Jahrzehnte von vielen Menschen ins morphische Feld eingespeist wurden, ist Krankheit plötzlich eine Frage der Resonanz. Warum geht der eine in vollkommene Resonanz zur Krankheit und ein anderer nicht?

Der Mensch befragt sich selbst eher selten, am ehesten noch bei körperlichem Kranksein. Psychische Probleme kann man sich in unserer Gesellschaft überhaupt nicht leisten. Unangenehme Erinnerungen und Gefühle werden verdrängt, die Welt wird nach den eigenen eingebildeten Bedürfnissen zurechtgerückt. Vermutlich würden die Menschen ihr Leben verändern, könnten sie eine direkte Verbindung zwischen dem Verdrängten und den körperlichen Leiden wahrnehmen. Doch wie bereits erwähnt, verstärken sich die Dinge, denen wir unsere unbewusste oder bewusste Aufmerksamkeit schenken. Verdrängen benötigt Energie. Was wiederum bedeutet, dass ein Teil unserer Energie dort gebunden ist und wächst. Transformieren wir mit Matrix Inform die im Zusammenhang stehenden Emotionen, entstehen Leichtigkeit und Freiheit. Die teilweise über Jahre gebundene Energie wird für etwas Sinnvolles und Lebensbejahendes freigesetzt.

*Dort, wo unsere Aufmerksamkeit durch Sehen, Hören, Fühlen und Denken ist, ist auch unsere Energie. Diese Energie bringt das Geschehen durch Anziehung zum Wachsen.*

## Angst in Vertrauen verwandeln

Solange der Mensch lediglich glaubt, dass sich in ihm eine Krankheit ausgebreitet hat, und er sich ihr mehr oder weniger ausgeliefert fühlt, wird es ihm sicherlich primär darum gehen, die Symptome zu bekämpfen. Hätte er die Idee, dass er diese Symptome gewissermaßen selbst produziert, könnte er verstehen, dass die Symptome auf eine Ursache hinweisen, die zu seinem Leben gehört und mit dem eigenen Wachstumsprozess verknüpft ist. Bestünde die Ursache – irgendwo in der Tiefe des Unterbewusstseins – nicht, gäbe es auch keinen Grund für irgendwelche Symptome, sich auf der körperlichen Ebene zu manifestieren.

Diese tatsächlichen Ursachen für auftretende Symptome zu finden ist sicherlich nicht einfach und bei der Anwendung von Matrix Inform auch nicht erforderlich. Meist sind die Zusammenhänge vielschichtig und reichen möglicherweise bis weit in die Kindheit zurück, eventuell sogar bis in ein oder mehrere vorherige Leben; doch solange sie energetisch wirken, sind sie präsent und können auch transformiert werden. Die Werkzeuge von Matrix Inform ermöglichen es, lichtvolle Energien gezielt einzubringen, ohne wissen zu müssen, wo oder wie ein Problem entstanden ist.

## Unterbewusstes ins Bewusstsein holen

Wenn ein Mensch durch das Unterbewusstsein an ein traumatisches und schmerzvolles Geschehen – möglicherweise aus einem vorherigen Leben – erinnert wird, damit dieses alte Trauma jetzt endlich aufgelöst werden kann, muss der Therapeut die Krankheit bzw. das Symptom als Übersetzungshilfe des Unterbewusstseins verstehen. Damit kann das Bewusstsein im Buch des Lebens des betreffenden Menschen lesen, und dieser kann besser verstehen, was im Unterbewusstsein gespeichert ist. Der Verstand kann nicht wissen, was sich tief im Unterbewusstsein verbirgt, bis es ins Bewusstsein transformiert wird und sich auf der körperlichen Ebene darstellt.

*Matrix Inform verwandelt Angst in Vertrauen. Auch wenn der Verstand sich anfänglich dagegen wehrt: Sobald die ersten nachvollziehbaren positiven Veränderungen verspürt werden, weicht die Angst, und das Vertrauen nimmt zu.*

Eigentlich recht einfach – wie es scheint –, doch darf man den Faktor Angst nicht vergessen: die Angst vor Veränderung bei sich selbst. Hier greift oft genug ein Sabotageprogramm des Unterbewusstseins. Denn erscheinen geplante Veränderungen von alten Mustern und Gefühlen dem Unterbewusstsein als bedrohlich, wird sich der Mensch – wiederum unbewusst – vehement dagegen wehren, an diesen alten Problemen zu rütteln. Doch auch Angst ist nur eine Energie. Wer sich auf Matrix Inform einlässt, kann selbst bestimmen und seine Ängste transformieren.

# Krankheit und Heilungsprozesse auf Quantenebene

Unsere Welt, unsere Umgebung und damit auch wir Menschen sind durch die äußere Form definiert. Wir unterliegen den Gesetzen der

Newtonschen Physik, die für »Großsysteme« – alles Materielle, was wir anfassen können – gelten. Die Planeten bewegen sich immer noch so, wie es vor Hunderten von Jahren berechnet wurde.

Für die Erklärung der Funktionen des menschlichen Organismus gibt es mittlerweile hervorragende fundierte Erkenntnisse, sowohl auf physiologischer als auch auf biochemischer Grundlage. Die Medizin kann in vielen Fällen die grobstofflichen Eigenschaften und Abläufe im Körper beschreiben. Und mithilfe von Medikamenten, chirurgischen Eingriffen, der Chemotherapie oder Bestrahlung auf der körperlichen Ebene therapieren.

## Ja oder Nein zur Quantenphysik?

Quanteneffekte spielen in unserem Alltag keine direkt sichtbare Rolle. Die entscheidende Frage ist deshalb, wie sich das, was sich unter den Gesetzmäßigkeiten der Quantenphysik abspielt, auf unseren Körper und auch unsere Psyche auswirkt und ob Sie mit diesen Überlegungen und dem Modell konform gehen können. Sicher ist: Die Quantenphysik ist grundsätzlich nur ein mathematisches Modell, mit dem die Wirklichkeit beschrieben wird. Vieles im Bereich der Quantenphysik ist nicht real fassbar und eher auf Möglichkeiten denn auf Tatsachen gegründet. Und das Wichtigste: Ein Atom hat noch kein Physiker gesehen, gewogen und vermessen. Deshalb können Sie diese Überlegungen und deren Auswirkungen so sehen und akzeptieren, mit gutem Grund aber auch ablehnen. Wenn Sie der Ansicht sind, dass nur das real ist, was Sie mit Ihren fünf Sinnen und technischen Messgeräten wahrnehmen können, die Natur rein makroskopisch betrachten und der mechanistischen Idee folgen, wollen wir Sie nicht beeinflussen. Vielleicht sind Sie aber überrascht, wenn Sie noch etwas weiterlesen. Die Natur folgt

Natürlich muss nicht unbedingt jedes körperliche Symptom eine seelische Ursache haben. Wenn sich ein Untrainierter entschließt, an einem 20 Kilometer langen Volkslauf teilzunehmen, darf er sich nicht wundern, wenn er am nächsten Tag ordentlich Muskelkater hat.

den Prinzipien der Quantenphysik. Für uns Menschen, ebenso wie für andere Lebewesen, gelten deshalb auch die Gesetze für den Mikrobereich: die Welt der Atome und subatomaren Teilchen. Atome bilden molekulare Strukturen, aus diesen entstehen größere Zusammenhänge – auf der Ebene der Aminosäuren beispielsweise die Eiweiße, Zellen, Organe, Menschen und Tiere.

## Wirkungen auf atomarer Ebene

Lassen wir Verletzungen und Organzerstörungen außer Acht, können wir davon ausgehen, dass sich biologische Fehlfunktionen auf der Ebene der Eiweißmoleküle und Atome abspielen. Wie schnell sich Eiweißstrukturen neu gestalten, weil sich elektrische Polaritäten über Einflüsse der körpereigenen Matrix verändern, haben wir bereits deutlich gemacht (siehe S. 35ff.): Energetische Signale bewegen sich in Form unsichtbarer Wellen durch unseren Körper, genau wie die Wellen auf einer Wasserfläche. Sie können sich vergrößern (positive Interferenz), sie können sich auslöschen (negative Interferenz) – alles hat Wirkungen auf atomarer Ebene. Physikalische und chemische Eigenschaften verändern sich: Signalstoffe werden nicht mehr oder vermehrt produziert, Gene werden an- oder abgeschaltet. Derartige Veränderungen nehmen Einfluss auf die Homöostase, die Selbstregulation des Körpers.

Die Folgen dessen zeigen sich irgendwann auf der körperlichen Ebene. Welche Änderungen und Einschnitte sich daraus für unser Leben ergeben, muss man individuell betrachten und beurteilen. Es können Schmerzen sein, Herzrhythmusstörungen, ein wachsender Tumor, ein Magengeschwür, Rückenbeschwerden, Darmprobleme. Die energetischen Polaritäten haben sich verändert, der Organismus ist nicht mehr so ausgeglichen wie bisher.

Homöostase bedeutet körperliche Selbstregulation, d.h. die Fähigkeit des Systems, sich durch Informationen über vielfältige Rückkopplungsmechanismen in einem stabilen Zustand zu halten.

# Der »innere Arzt« und die Möglichkeit der Selbstheilung

Der Mensch verfügt über ein wunderbar funktionierendes inneres System der Selbstheilung. Der Körper besteht aus 50 Billionen Zellen, die sich immer wieder erneuern, indem sie sich teilen, und das ohne spezifische Aufforderung. Das System kennt seinen Biorhythmus. Die Art der zellulären Neugestaltung unterliegt einem festgelegten Programm, damit die notwendigen Reparaturen des Organismus auf zellulärer Ebene korrekt ausgeführt werden können. Denn der eigentliche Lebensplan heißt Gesundheit. Dafür hat der Körper seine eigene Apotheke, in der er problemlos die entsprechenden Medikamente für sich herstellen und in kürzester Zeit verteilen kann.

Betrachten wir diesen Prozess als einen natürlichen Automatismus, stellt sich die Frage, woher dieses Programm überhaupt stammt. Können wir einen übergeordneten Lebensplan entdecken, durch den dieses Körperbewusstsein mit der Zielrichtung Gesundheit gesteuert wird? Gibt es Lösungsansätze für diesen Aspekt vonseiten der Quantenphysik? Finden wir also den seelischen Aspekt für unsere Gesundheit auf der atomaren Ebene?

*Wunderbares Selbstheilungssystem: Das Immunsystem reagiert sofort auf eingedrungene Krankheitserreger, der Körper produziert eigene Schmerzmittel.*

## Atomare Leere als gemeinsame Kommunikationsbasis

Neben den materiellen Kräften hat die Quantenphysik also weitere nichtmaterielle Einflussgrößen entdeckt: Über oder unter dem Sichtbaren liegt eine Quantenstruktur mit unfassbarer Leere, die

67

dafür sorgt, dass alles miteinander vernetzt ist. Vielleicht das Netz der vedischen Kosmologie?

Natürlich ist Leere schwer zu fassen. Wir können sie nicht greifen, sehen oder hören. Unsere fünf Sinne bringen uns bei der Erkenntnis von Leere nicht weiter. Wir können uns ungefähr vorstellen, wovon wir sprechen, doch letztlich wirkt Leere erst durch den Raum: Wir können Wasser nur in ein leeres Glas füllen, wir können Dinge nur in einen leeren Karton packen. Doch mit dieser Leere stehen die Quantenphysiker vorläufig ebenfalls am Ende ihrer Erkenntnisse. Um das Geheimnis für unsere Welt begreifbar zu machen, wurden weitere Ideen und Konzepte entwickelt. Stellt man die Frage nach der Quelle oder dem Träger der sich in der materiellen Welt aktualisierenden Ordnungsprinzipien bis hin zum Bewusstsein, muss man einen kosmischen Geist vermuten, der Einfluss nimmt – und zwar durch Beobachtung, wie wir am Phänomen des Wellenkollaps bereits erläutert haben (siehe S. 34f.). Dass sich Zustände auf Quantenebene erst durch eine Messung oder bewusste Betrachtung – etwa ein Experiment – verändern, gehört zu den frühen Erkenntnissen der Quantenphysik. Der Kopenhagener Physiker Niels Bohr (1885–1962) erkannte, dass sich ein Teilchen sofort aus seiner Wahrscheinlichkeitswelt in die Realität begibt, wenn jemand seinen prüfenden Blick darauf richtet. Der Wellenkollaps erfolgt also immer dann, wenn es zu einer Beobachtung oder Messung kommt.

*Bei dem Versuch, Leere näher zu erläutern, sprach der Physiker John Bell (1928–1990) von unsichtbaren Kraftfeldern, die synchron und mit Überlichtgeschwindigkeit kommunizieren.*

## Kosmischer Beobachter

Für den Menschen, der aus Atomen besteht, die quantenphysikalischen Gesetzmäßigkeiten unterliegen, hieße deshalb die Frage: Gibt es einen kosmischen Beobachter, der für uns den Wellenkollaps herbeiführt, uns beobachtet und uns in der realen Welt in all unseren Ausprägungen erscheinen lässt? Und was geschieht, wenn wir unsere Gedanken, also Schwingungen, in dieses Feld aussenden? Wenn wir unser Bewusstsein aktivieren, können wir dann kommunizieren? Und wenn ja, mit wem? Gibt es ein kosmisches Feld – Bewusstsein oder wie auch immer man es nennen möchte –, das dem Seelenaspekt gerecht wird?

Die Quantenphysik ist nicht kosmisches Bewusstsein, aber sie weist auf einen Hintergrund der materiellen Wirklichkeit hin, über den alle Dinge im Universum miteinander kommunizieren. Gott finden wir wahrscheinlich nicht im Teilchenbeschleuniger, doch die Physik macht deutlich, dass das Universum lebt und Wirkkräfte, wenn auch noch unerkannt, im quantenphysikalischen atomaren Bereich existieren. Die andere, physikalische Sichtweise ermöglicht dem rationalen Denker ein Verständnis auf der Basis der Quantenidee: Ähnlich wie beim Wellenkollaps ist der Mensch mit all seinen Möglichkeiten, seiner Potenzialität, sowohl Welle als auch Teilchen – nämlich dann, wenn er (vielleicht mithilfe eines »kosmischen Beobachters«) eine oder mehrere dieser Möglichkeiten realisiert.

## Krankheit als veränderte Welle

Ist die Leere im atomaren Bereich ein Feld voller Aktivitäten und Informationen und liegt darin der »göttliche Lebensplan«, die Ur-Gesundheit für den Menschen, eine riesige Ansammlung von Wahrscheinlichkeitswellen, dann besteht die Möglichkeit, die passende Welle durch Betrachtung – menschliche geistige Energie – kollabieren zu lassen. Wenn die Krankheitswelle sich aus dem Möglichkeiten-Pool in die Realität begeben hat, aufgrund ihrer Schwingungseigenschaft aber nicht als tatsächliches »Ding« zu betrachten ist, müsste sie auf der Schwingungsebene auch zu beeinflussen sein.

Betrachtet man die Fragestellungen unter religiösen Aspekten, könnte man den geistähnlichen Hintergrund der Wirklichkeit mit dem Begriff »Gott« übersetzen und an eine mythisch überlieferte Offenbarung glauben.

# Zum richtigen Zeitpunkt eingreifen

Matrix Inform ist die Umsetzung und praktische Anwendung grundlegender Erkenntnisse aus der Quantenphysik. Die Methode kann sowohl in der therapeutischen Praxis als auch zur Selbstheilung eingesetzt werden. Der Unterschied zu anderen Verfahren liegt darin, dass über die Informationsebene des Bewusstseins gearbeitet wird. Heilende Impulse können ohne Weiteres vom Kranken selbst ausgelöst werden, ein unterstützender Anwender ist nicht unbedingt erforderlich, kann aber doch helfend mitwirken.

Veränderungen in der Matrix eines lebenden Systems – eines Menschen oder auch eines Tieres – können grundsätzlich schnell weitere Veränderungen auf körperlicher Ebene hervorrufen. Intervention zum richtigen Zeitpunkt im Sinne einer präventiven Maßnahme kann dazu beitragen, dass die Störung der körperlichen Harmonie gar nicht erst zum Symptom mit Krankheitswert wird. Wer aktuell auf konventionellem Wege mittels klassischer Schul-

*Auf der Quantenebene gehen Materie, Energie und Information ineinander über und bilden eine Einheit. Deshalb kann eine Intervention die Informationsmatrix eines Menschen insgesamt beeinflussen, ohne speziell organgerichtet oder auf ein störendes Phänomen ausgerichtet zu sein.*

## Ein Gedankenexperiment

Eine Möglichkeit, auf die Realität Einfluss zu nehmen, besteht in der negativen Interferenz – zwei Wellen löschen sich aus – bzw. in der positiven Interferenz – zwei Wellen verstärken sich. Getreu dem Motto: »Tue Gutes« könnte über positive Interferenz mit einer übergroßen »Gesundheitswelle« die kleine »Krankheitswelle« überrollt werden. Unter dem Strich wäre alles wieder positiv gestaltet, einer positiven Manifestation auf körperlicher Ebene stünde nichts mehr im Wege. Eine solche Welle könnte mit Matrix Inform ausgelöst werden.

medizin behandelt wird und so weiter behandelt werden möchte, kann diesem Weg selbstverständlich auch weiter folgen. Allerdings steht es demjenigen frei, durch eine Selbstanwendung von Matrix Inform sein System zu unterstützen und über die Selbstheilungsimpulse zu einem möglicherweise schnelleren und intensiveren Heilungsverlauf beizutragen. Ein Nachteil kann dadurch nicht auftreten, behaupten wir als Matrix-Inform-Anwender und Autoren dieses Buches.

## Heilangebot ohne Sendungsbewusstsein

Natürlich sollte man sich Matrix Inform nicht nur als ein Verfahren vorstellen, mit dem man auf der körperlichen Ebene alles Störende einfach beseitigen kann. Man sollte aus einem falsch verstandenen Sendungsbewusstsein heraus oder aufgrund eines Helfersyndroms nicht der Meinung sein, jede Krankheit mit Matrix Inform beseitigen zu wollen oder zu müssen. Es kann durchaus sein, dass der oder die Kranke für ein paar Tage wirklich nur etwas liebevolle Pflege und Zuwendung benötigt und danach die Welt wieder in Ordnung ist. Damit erübrigt sich eine Matrix-Inform-Anwendung, so gut sie auch gemeint wäre.

*Die innersten Überzeugungen beeinflussen die Effektivität einer Maßnahme in der äußeren Welt ganz deutlich.*

Heilung ist zwar das Ziel, doch hat jedes Problem mehr als eine Lösung – wie sollte es in diesem unendlichen Universum auch anders sein. Bleiben Sie aber nicht an einer Methode oder Technik, einem Prozess oder Plan hängen, um ein Ziel zu erreichen. Geben Sie nicht auf, wenn der eine Weg nicht die Lösung bietet; gehen Sie einen anderen Weg, ändern Sie den Ansatz. Die Erwartung des Patienten spielt die entscheidende Rolle für den Erfolg. Hat der hilfesuchende

Mensch die Idee, dass eine Behandlung für ihn nicht funktioniert oder unangenehme Nebenwirkung haben könnte, dann wird diese Behandlung nicht fruchten.

Wir müssen die Idee der Möglichkeit einer Transformation aus unserem inneren Lebensplan heraus zulassen. Vielleicht reicht es, nur einen einzigen Impuls zu geben, um die von der Natur gegebenen Kräfte zu aktivieren.

Wie schnell sich im stofflichen Bereich Resultate zeigen, kann vorher nicht gesehen werden, weil der körperliche Bereich naturgemäß verzögerter reagiert als der feinstoffliche. Das bedeutet, dass die körperlichen Veränderungen weiter bestehen, während sich das Energiefeld aufgrund der Lösung des Problems längst stabilisiert hat, unsere Matrix wieder ausgerichtet wurde, die verlorene Struktur wiedergefunden hat und in den ordnungsgemäßen ursprünglichen Schwingungszustand zurückgekehrt ist. Ansatzpunkt für diese Art von Energiearbeit ist also eine gesunde Ur-Matrix.

# Wir sind ein Feld

## wir leben im Feld,
## wir leben durch Felder

Physiker, Chemiker und andere Naturwissenschaftler haben ebenso wie medizinische Anatomen immer alles auseinandergenommen, um die Natur der Dinge zu verstehen. Doch statt Wesentliches zu erkennen, hatten sie nur mehrere Teile, wussten auch nicht viel mehr als vorher und konnten beispielsweise durch das Benutzen des Wortes »Atom« gewisse Zusammenhänge leichter fassbar machen – allerdings nur für ihren jeweiligen Bereich. Denn ein Atom ist, auch nach jahrelangen Forschungen der Quantenphysiker, kein klar definierter Körper oder ein Gebilde mit streng definierten physikalischen Eigenschaften, sondern ein schwingendes Etwas, die Vorahnung von etwas Möglichem.

*Alles, was entsteht, hängt schon mit allem zusammen, bevor es überhaupt entsteht. Es ist da, nur noch nicht konkret.*

Je mehr nun die Quantenphysiker auseinandernahmen, desto mehr mussten sie erkennen, dass die Dinge eng zusammenhängen und dass das, was schwingt und so unbestimmt ist, eigentlich unsere physikalische Wirklichkeit zumindest auf der Ebene der subatomaren Erscheinungen darstellt. Die Wellenstruktur, die im Hintergrund alles beeinflusst, drückt das Prinzip der Unbestimmtheit aus, und auch über das Teilchenbild kann nicht vermittelt werden, was die Fernwirkung der Welle beinhaltet: Alles hängt mit allem zusammen.

# Die Aura als Energiefeld

Die Aura ist ein mehrschichtiges magnetisches Energiefeld, das unseren Körper umgibt. Feinstoffliche Messungen ergeben eine Ausdehnung der Aura von mehreren Metern über den Körper hinaus. Mittels der sogenannten Kirlianfotografie kann dieses Feld, vielfach auch als Bioplasma bezeichnet, bildhaft dargestellt werden. Für den ein wenig Geübten sind zumindest die ersten beiden Auraschichten auch ohne technisches Gerät zu erkennen und zu ertasten.

Das aurische Energiefeld reflektiert den augenblicklichen physischen, emotionalen und spirituellen Lebenszustand. Jeder entsprechende Ausdruck von inneren Zuständen projiziert sich in das Aurafeld und kann ertastet werden, indem man mit der Hand in etwa zehn Zentimetern Abstand über die Körperoberfläche fährt. Wenn man einen Bereich erreicht, der beispielsweise eine Entzündung oder Krankheit repräsentiert, fühlt man die Veränderung als Wärme, Kälte, »klebrige« Stelle oder auch als Loch in der Aura. Jede Unausgeglichenheit im Körper führt zu einer Energiereaktion, die in das aurische Feld um den Körper herum übertragen wird.

Störungen und Verletzungen in der Aura – aber auch eine gesunde Aura – können mit etwas Übung über die Hände wahrgenommen werden.

# Felder mit unendlicher Ausdehnung

Betrachten wir die physikalischen Felder der anderen Größendimension, sozusagen am anderen Ende der Skala: die Felder der universalen, kosmischen Ausdehnung.

Felder sind feinstoffliche Einflusszonen; sie sind nicht materiell und nicht sichtbar – aber doch fühlbar. Die Schwerkraft der Erde beispielsweise umgibt uns permanent: Objekte haben Gewicht und fallen infolge der Schwerkraftgesetze wie der berühmte Apfel des Isaac Newton gen Erde. Von ganz anderer Art als das Gravitationsfeld sind die elektromagnetischen Felder, die für die Funktion unseres Körpers und unsere Sinne wichtig sind. Wir sehen z. B. die Dinge um uns herum nur deshalb, weil wir mit ihnen über das elektromagnetische Feld der Erde verbunden sind: Das Licht breitet sich mit einer bestimmten Frequenz aus. Wir leben im und durch das Magnetfeld der Erde.

Daneben gibt es irgendwie und irgendwo ein schöpferisches, universales Ur-Feld. Und schließlich werden auch energielose Felder mit informativem Gedächtnisinhalt postuliert: etwa das sogenannte Nullpunktfeld oder die morphischen Felder gemäß der Idee von Rupert Sheldrake (siehe S. 10f.).

## Das Magnetfeld der Erde

Unsere Erde erzeugt, wie alle anderen Planeten, ein gigantisches Magnetfeld, das sich wie ein Boxhandschuh der Sonne entgegenstreckt, um den sogenannten Sonnenwind – die elektrischen Partikel der Sonne –, Röntgenstrahlen, UV-Licht und andere Partikel aufzuhalten bzw. an der Erde vorbeizuleiten; damit beeinflusst es auch das Weltraumwetter.

Wirkungen auf Mensch und Tier sind beschrieben: So orientieren sich Zugvögel für ihre Flugrouten in die saisonalen Quartiere möglicherweise am Magnetfeld, in Australien gibt es »Kompasstermiten«, die ihre Bauten nach magnetischen Gesichtspunkten ausrichten. Wale und sogar Bienen sollen zur Orientierung das Feld benutzen, ebenso wie Schmetterlinge, Fledermäuse und bestimmte Bakterien.

*Unsere Sinnesorgane dienen dazu, unsere Realität in der dritten Dimension wahrzunehmen. Doch für den größten Teil der Schwingungen haben wir keine Sinnesorgane und deshalb auch keine Wahrnehmung.*

Der Mensch wird durch das Magnetfeld teilweise vor kosmischer Einwirkung geschützt und benötigt es vermutlich auch für das körpereigene Wohlbefinden und regelrechte Funktionieren: Raumfahrer wiesen in den Anfängen ihrer Unternehmungen Depressionen, Wahrnehmungsstörungen und auch Anzeichen von Osteoporose auf – durch den Mangel an Magneteinflüssen. Auch Wetterfühligkeit mag eine Erscheinung des Magnetfeldeinflusses sein. Ein für die emotionale Bewertung von Situationen wichtiges Gehirnareal, der Hippocampus, schwingt mit 7,8 Hertz – ebenso wie die Erde, als »Schumann-Frequenz« bekannt, und unsere DNA.

*Das menschliche Gehirn steht mit seiner Schwingungsfrequenz in Resonanz mit der Schwingungsfrequenz der Erde.*

## Die morphischen Felder wirken

Wie bereits erwähnt, ist jeder Gegenstand, jeder Raum, jede Pflanze, jedes Tier, jeder Mensch, jedes Haus, jede Region und jedes Volk von einem morphischen Feld umgeben (siehe S. 11ff.). Es speichert Emotionen, Gedanken, Worte, Taten, Glaubenssätze, Überzeugungen und Energien in Form von Schwingungen. Nach dem Gesetz der Resonanz ziehen gleiche Schwingungen sich gegenseitig an.

Und wie ebenfalls bereits erwähnt, ist jeder Gedanke eine Schwingung und damit auch Energie. Werden Gedanken öfter gedacht und mit Gefühlen verstärkt, haben sie eine ausgeprägte Tendenz, sich zu verwirklichen. Kraft des Gesetzes der Anziehung ziehen sich gleichgelagerte Gedanken und Emotionen an, sie verdichten sich (positive Interferenz), und aus diesen Wahrscheinlichkeitswellen kann irgendwann Realität entstehen.

Stürze, Unfälle und Verletzungen passieren plötzlich und in der Regel ungewollt. Dabei handelt es sich um unkontrollierte Entladungen des morphischen Feldes. Stellen Sie sich einmal vor, dass viele gleich gelagerte negative Schwingungen von unterschiedlichen Menschen eingebracht werden; diese Energien erreichen eine bestimmte Größe, und es entsteht ein Ungleichgewicht, das ausgeglichen werden muss. Ebenso wie bei einem Gewitter muss sich diese verdichtete Energie des Feldes irgendwie entladen. Kommt ein Mensch über sein Feld mit diesem Feld in Kontakt (Resonanz), trifft ihn die plötzliche Entladung wie ein Blitz – das ist dann die mögliche Ursache für den Unfall. Warum also nicht vorbeugen und das eigene Feld immer wieder einmal von verdichteten negativen Schwingungen befreien? Warum nicht Matrix Inform in den Alltag integrieren wie Essen und Schlafen?

## Ein Beitrag zum Weltfrieden

Schwingungen in Form von Gedanken, Worten, Taten oder Gefühlen, die der Evolution der Menschheit dienen, werden genauso dauerhaft im morphischen Feld gespeichert und sind für nachfolgende Generationen jederzeit abrufbar. Die eingespeiste Information wird vom Feld nicht bewertet und beispielsweise als negative Information abgelehnt. Das bedeutet auch, dass Schwingungen mit manipulativem Charakter oder auch solche, die der Evolution der Menschheit schaden könnten – etwa das Leben in einem totalitären Staat – über Jahrzehnte und Jahrhunderte in das System eingeflossen sind und dementsprechende Kraft besitzen. Entladungen finden dann in Form von Kriegen oder Revolutionen statt.

Manchmal bauen sich auch langsam Gegenpole auf, politische Richtungswechsel, neue Regenten oder dergleichen, durch die die vorherrschenden Felder schrittweise neutralisiert und transformiert werden, wodurch diese ihre Kraft verlieren. Die daraus resultierenden Erkenntnisse und Erfahrungen dienen nachfolgend der weiteren Entwicklung der Menschheit und damit der Evolution.

*Matrix Inform in den Alltag zu integrieren bedarf keines Aufwands – Sie müssen einfach nur daran denken!*

Oft glauben wir, wir hätten keinen Einfluss auf das große Weltgeschehen. Doch die Quantenphysik hat mit den verschiedenen Experimenten genügend Indizien dafür gesammelt, dass wir nicht nur indirekten, sondern sogar sehr direkten Einfluss nehmen können. Verändern wir mit Matrix Inform unsere Schwingungen und neutralisieren wir manipulative und egozentrische Schwingungen in unserem morphischen Feld, verändern wir automatisch auch unsere Ausstrahlung und senden keine weiteren negativen Schwingungen ins morphische Feld der Menschheit. Dadurch leisten wir einen direkten Beitrag zum Weltfrieden und zur Lösung aller bestehenden Probleme.

*Wenn wir uns verändern, beeinflussen wir die Welt. Mit Matrix Inform können wir auch höheren Zielen kraftvolle Unterstützung bieten und auf das Feld des Kollektivs Mensch entscheidend einwirken.*

## Morphische Felder als Blaupause?

Ein weiteres Indiz zur Unterstützung unseres Modells stammt vom Beginn des letzten Jahrhunderts. Morphogenese bedeutet Formbildung. Die Biologen Hans Spemann, Alexander Gurwitsch und Paul Weiß gingen bei ihren Forschungen von der Idee aus, dass jedes Lebewesen von einem spezifischen Feld umgeben wird. Sie bezeichneten dieses Feld als Entwicklungsfeld, als embryonales Feld oder eben als morphisches Feld und vertraten die Ansicht, dass diese Felder nicht nur die normale Entwicklung von Organismen organisieren, sondern auch bestimmte Regulations- und Regenerationsfunktionen haben. Es ging beispielsweise um die Überlegungen, weshalb die Nieren ihre typische Form haben, warum das Auge rund ist, warum überhaupt Blätter und Blüten und andere Organismen ihre spezifischen Formen annehmen. Alles auf Anweisung der Gene? Die Frage, warum sich identisches Genmaterial so unterschiedlich entwickelt und Haare, Leberzellen, Herzmuskelzellen, rechte und linke Beine entstehen lässt, ist bis heute nicht geklärt.

Morphische Felder, die man nicht messen oder irgendwie wahrnehmen kann, als Blaupause? Wirkung ohne Elektromagnetismus?
Nach Rupert Sheldrake stellen diese Felder eine ganz neue Art von
Feldern dar und bilden gleichsam ineinander geschachtelte Feld-
familien – vom Feld eines Atoms über das Feld einer Galaxie bis hin
zum Feld des ganzen Kosmos. Alles ist in einem großen Feld miteinander verbunden, aber nicht alle Felder interagieren gleichzeitig
und holistisch.

## Die Aufmerksamkeit lenken

Sobald wir wach sind, haben wir Gedanken im Kopf. Immerzu. Nicht
zu denken ist eine Kunst, eine Gabe, die erlernt und trainiert werden
muss. Die Frage ist, ob es unsere eigenen Gedanken sind, die wir
denken. Jeder Gedanke, den je ein Mensch gedacht hat oder gerade
denkt, geht als energetische Schwingung in das morphische Feld
ein. Mit unseren Gedanken ziehen wir ähnliche Schwingungen im
morphischen Feld an. Denken wir sorgen- und angstvoll, ziehen wir
weitere sorgen- und angstvolle Gedankenenergien an. Denken wir
an das, was wir nicht haben wollen, ziehen wir es gerade dann an.
Es ist wie mit dem rosa Elefanten: Wenn Sie nicht an einen rosafar-
benen Elefanten denken sollen, denken Sie bestimmt an ihn. Probieren Sie es aus.

*Wer Mangeldenken kreiert, lebt im Man-gel. Wer in Krisen denkt, bekommt Krisen. Es geht aber auch anders!*

Es gilt immer wieder: Ich stecke meine Energie in das, worauf ich
meine Aufmerksamkeit richte – durch Sehen, Sprechen, Denken und
Fühlen. Und das, worauf ich meine Energie gerichtet habe, wächst.
Auch jedes Wort gilt wie ein Programm und hat entsprechende Folgen: Das, was wir tagtäglich thematisieren, programmiert unser
morphogenetisches Feld. Und dementsprechend reagieren wir. Wer
also immer über Krankheiten spricht, darf sich nicht wundern,

wenn er selbst krank wird. Worte haben Bedeutung und besitzen Energie. Der Wissenschaftler Masaru Emoto hat in seinen Studien zeigen können, dass negative Wörter die kristallinen Strukturen des Wassers zerstören und positive Wörter die kristallinen Strukturen reaktivieren und neu formen können.

*Gesundes energiegeladenes Wasser hat kristalline Strukturen. Wasser ist ein sehr guter Informationsträger und wird durch Gedanken, Worte und Emotionen direkt beeinflusst – sowohl positiv als auch negativ.*

# Das Energiefeld klären

Im Laufe eines Lebens wird ein persönliches morphogenetisches Feld mit den unterschiedlichsten Schwingungen konfrontiert. Die meisten Menschen tragen dadurch ein ziemlich unklares, verschwommenes Energiekleid.

Dieses Energiekleid bestimmt die Ausstrahlung, es schwingt und geht deshalb mit den Dingen aus dem direkten und entfernten Umfeld in Resonanz. Gelingt es uns jedoch, diese nicht förderlichen Schwingungen im eigenen Energiekleid zu transformieren, ändert sich unsere Ausstrahlung. Immer weniger Schwingungen bringen uns in Resonanz mit Dingen, Gedanken, Menschen oder Lebenssituationen, die uns behindern oder nachteilig beeinflussen. Durch die Umwandlung der Schwingungen verlieren die negativen Dinge ihre Kraft und Anziehung und verschwinden irgendwann ganz aus unserem Leben. Das Energiefeld erhält zunehmende Klarheit und zieht immer mehr die positiven und förderlichen Schwingungen an. Der Mensch wird im wahrsten Sinne des Wortes zum Magneten für alles, was zu ihm passt.

Durch diese morphische Resonanz kann man einen Prozess, der in der Vergangenheit innerhalb eines morphischen Feldes abgelegt wurde, als Chance sehen, ihn in die Gegenwart zu projizieren und erfolgreich zu transformieren. Dadurch kann man alte Belastungen loswerden und positiven Einfluss auf das eigene Leben nehmen.

## Spürbare Resonanzwirkungen

Beweise für die Existenz morphischer Felder, auch experimenteller Art, sind Rupert Sheldrake bislang nicht gelungen. Lediglich das Auftreten von Resonanzwirkungen, vor allem Beispiele aus dem Tierreich, liefern indirekte Beweise. So ist es durchaus möglich, dass die folgenden Phänomene mit dem morphischen Feld zusammenhängen:

▸ Vogel- oder Fischschwärme ändern plötzlich ihre Richtung, und die Tiere stoßen dabei nicht zusammen.

▸ Haustiere reagieren auf Herrchen oder Frauchen, obwohl diese räumlich und zeitlich noch weit entfernt sind.

▸ Tiere können die nahe Zukunft erahnen, beispielsweise ein Erdbeben oder einen Tsunami.

▸ Affen geben ein einmal erlerntes Verhalten an Artgenossen weiter, obwohl sie niemals miteinander Kontakt gehabt haben und räumlich weit voneinander getrennt leben.

▸ Blaumeisen agieren plötzlich wieder als Milchdiebe – obwohl sie dies seit Jahrzehnten nicht mehr getan haben.

*Auch wenn die Idee des morphischen und des morphogenetischen Feldes nur ein Modell ist – es gibt uns die Möglichkeit, viel damit zu erklären.*

Das schöpferische Ur-Feld liegt begrifflich irgendwo zwischen Religion und Metaphysik. Auf weitere Spekulationen wollen wir uns an dieser Stelle nicht einlassen. Der Ursprung des Universums und das Wirken des Schöpferischen bleiben ein ewiges Mysterium. Nur die Namen ändern sich: Aus der Seele sind das Feld, die implizite Ordnung und die Information geworden.

# Die Akasha-Chronik

Das morphische Ur-Feld kann möglicherweise mit dem sogenannten Weltgedächtnis, auch Akasha-Chronik genannt, übereinstimmen. In dieser kosmischen Datenbank sind die in der morphischen Strukturmatrix enthaltenen Informationen sämtlicher existierender Wesen für alle Zeit gespeichert, ablesbar und beeinflussbar.

Der aus dem Sanskrit stammende Begriff »Akasa« oder auch »Akasha« steht für Äther und Himmel und wird in der Bibel als Buch des Lebens bezeichnet (Exodus 32, 32/33). Der Begriff entwickelte sich auch im deutschsprachigen Raum über Paracelsus bis hin zu Rudolf Steiner, dem Vater der anthroposophischen Medizin. Wer in dieser Chronik lesen will, benötigt laut Rudolf Steiner »Intuition« als Stufe einer Möglichkeit zur außersinnlichen Wahrnehmung.

*In der »kosmischen Datenbank« sind alle wesentlichen Informationen gespeichert und können intuitiv gelesen werden. Die Datenbank steht allen Menschen zur Verfügung.*

# Resonanz – Energieaustausch auf allen Ebenen

Lebende Materie funktioniert nach dem Prinzip von Sender und Empfänger. Informationen werden ausgetauscht, es ergeben sich Reaktionen. Diese können sich sowohl rein physikalisch als auch psychisch bemerkbar machen: vom korrekt eingestellten Radioempfang auf einem bestimmten Kanal bis zum unvergesslichen Gefühl in bestimmten Situationen. Jede Veränderung wird durch etwas anderes, das ein ähnliches Muster besitzt, ausgelöst. Fließt Energie in ein entsprechendes Muster, auf das man sich beispielsweise konzentriert, wird das Muster selbst mit zusätzlicher Energie aufgeladen. Damit verändert sich das Muster. Zu den Mustern gehören chemische Bestandteile, physische Strukturen wie Organe, aber auch Muster von Möglichkeiten. Ist ein Teil zugleich ein Teil des Ganzen, tritt diese Veränderung auch dann im ganzen System ein, wenn nur ein Teil verändert wird.

# Physikalische Grundlagen der Resonanz

Resonanz im technisch-physikalischen Sinn entsteht, wenn beispielsweise zwei Gitarrensaiten plötzlich miteinander schwingen, nachdem die erste gezupft wurde, oder wenn Uhrenpendel nach einiger Zeit gemeinsam schwingen. Beide Systeme haben Energie aufgenommen, in diesem Fall in Form einer Welle, die sich im Raum ausgebreitet hat.

## Resonanz auf menschlicher Ebene

Genau wie die beiden Gitarrensaiten kann der Mensch als Energiewesen den Körper darauf einstellen, mit anderen Körpern Energie auszutauschen, falls diese resonanzfähig sind. Wenn wir unsere Gedanken auf etwas lenken, was wir irgendwie wahrnehmen, reagiert der Körper auf die Energie dieser Erfahrung. Dabei ist die Wahrnehmung für uns in diesem Augenblick wahr. Es geht nicht darum, ob die Informationen oder die Erfahrung faktisch wahr ist: Wer die Resonanz in sich spürt, ist davon überzeugt, dass es wahr ist, in diesem Augenblick für ihn wahr ist.

In der Erfahrung einer solchen Resonanz tragen vergangene Erlebnisse und Erfahrungen, Urteile und die gegenwärtige innere Einstimmung dazu bei, dass entsprechende Gefühle aktuell ausgelöst werden. Die gleiche Person kann eine Woche später eine ganz ähnliche Erfahrung machen, und es wird vielleicht keine Resonanz mehr in ihr ausgelöst – es schwingt nichts mehr mit, die Wahrnehmungsfilter der betreffenden Person haben sich verändert, und die Person ist nicht mehr von der gleichen Überzeugung bestimmt wie in der Woche zuvor.

Machen Sie einen Versuch mit einer Stimmgabel: Aktivieren Sie einen Zinken, übernimmt der andere Zinken die Schwingung und überträgt sie wieder auf ihn zurück. Resonanz funktioniert nicht als Einbahnstraße, sondern in beide Richtungen: durch Widerhall, Mittönen und Mitschwingen.

Resonanz ist zudem eine mehrschichtige Erfahrung. Sie zeigt uns nicht nur, was für uns wahr ist, sie bildet auch einen Schutzmechanismus, der uns warnt, wenn uns etwas schaden könnte – unser Bauchgefühl (siehe auch S. 100ff.). Dieses Gefühl wird in der Regel nicht auf Tatsachen beruhen, die uns im Augenblick bewusst sind; wir müssen nicht lange darüber nachdenken, ob etwas für uns richtig ist oder nicht. Der Körper kennt die Antwort bereits und zeigt sie uns durch entsprechende körperliche Signale: Bei der Begegnung mit anderen Menschen verkrampft sich unsere Schulter- und Rückenmuskulatur, wir bekommen Magenschmerzen, die Unterhaltung wird schwerfällig und unproduktiv. Wir finden im Verhalten eines Menschen keinen äußeren Anlass für unsere Reaktionen, nichts erklärt die Empfindungsmuster durch seine Nähe. Der Mensch, der uns dieses Gefühl der Unsicherheit vermittelt, kann sehr nett sein, sich absolut korrekt und höflich benehmen. Und trotzdem bleibt unser ungutes Gefühl bestehen.

Genauso hat schon jeder von uns gespürt, wenn er mit einem Partner auf der gleichen »Wellenlänge« ist, wenn man sich gut versteht und miteinander harmoniert. In diesem Fall treffen zwei ähnliche Informationen in Form von Wellen aufeinander und verstärken sich gegenseitig. Dies haben Sie bereits als positive Interferenz kennengelernt (siehe S. 36).

Es kann z. B. auch die Umarmung eines anderen Menschen eine ganz neue Bedeutung und Qualität erfahren, wenn beide Personen über ihr energetisches Herzfeld – das Herz als Sitz der Liebe – kommunizieren, d. h. in Resonanz sind.

## Senden und empfangen

So wie wir als Menschen Frequenzen empfangen, erzeugen wir gleichzeitig Frequenzen. Wenn diese nicht den Gesetzen der Harmonie entsprechen – wenn wir etwa Ärger produzieren oder wütend und anderen gegenüber ablehnend sind –, nehmen die Empfänger in unserer Umgebung dies als Störfrequenzen wahr. Es entsteht ein Spannungsfeld, eventuell eine Störzone, selbst dann, wenn die Personen nicht mehr real anwesend sind (siehe dazu auch S. 139ff.).

Resonanz kann man nicht verhindern, man kann sie durch Aufmerksamkeit jedoch positiv oder zumindest neutral gestalten. Ein positives und wachstumsförderndes Muster wird noch positiver, ein negatives Muster in seinem Wachstum gehemmt und langsam in ein positives Muster verwandelt.

Als Matrix-Inform-Anwender kommen wir mit unserem Gegenüber ebenfalls in Resonanz. Achten Sie darauf, dass im Hinblick auf die Resonanz und den gegenseitigen Mitschwingeffekt nicht eine niedrige Schwingung auf Sie Einfluss ausübt. Gehen Sie zumindest mit neutraler, besser noch positiver Aufmerksamkeit an die Sache heran, seien Sie hinsichtlich Ihrer Grundstimmung emotional ausgeglichen und ruhig.

*Denken Sie stets daran: Bei Matrix Inform übertragen Sie keine Energie, Sie geben keine Schwingungen zu Heilzwecken ab und Sie sollten sich auch nicht von der Schwingung des Klienten beeinflussen lassen.*

# Das kosmische Energiefeld als Ur-Matrix

Akzeptieren wir die Idee des Feldes, eines universellen Gedächtnisses, das in diesem Feld immer präsent ist, identifizieren wir uns mit dem, was uns Philosophie und Religion seit Jahrhunderten zu vermitteln versuchen: Unsere Taten und Gedanken haben nicht nur Einfluss auf uns selbst und unsere Umgebung – nein, wir finden uns gewissermaßen in der ganzen Welt wieder. Nichts, was der Mensch getan, gedacht oder gefühlt hat, ist verloren, sondern im Kosmos präsent und abrufbar. Keine Energie geht verloren, auch die Idee der Unsterblichkeit der Seele findet hierin ihre Begründung.

Diese energetischen Strukturen könnten neu ausgerichtet werden mit dem Ziel, durch Bewusstseinsarbeit auf eine Transformation auf körperlicher Ebene hinzuwirken. Jeder Matrix-Inform-Anwender, ob er die Methode nun selbst anwendet oder sich von einem anderen Menschen Unterstützung holt, kann über die Korrektur der Quantenbewegungen helfen, einen Organismus gesund zu erhalten oder – im Fall einer Krankheit – die Störungen der Quantenbewegungen des Organismus umzuprogrammieren.

Die Experimente der Quantenphysik zeigen, dass es eine zentrale Energie gibt, die den menschlichen Körper und den Rest des Kosmos beeinflusst. Das pulsierende Energiefeld ist dauerhaft mit dem Energiefeld unseres Körpers verknüpft und stellt damit gleichzeitig eine Blaupause, eine Ur-Matrix für die menschliche Existenz zur Verfügung. Zudem enthält sie Informationen darüber, ob ein Organismus gesund oder krank ist. Da der Mensch als Teilnehmer und gleichzeitig Beobachter im Universum wirkt, kann er auch auf die Gestaltung seines Umfelds Einfluss nehmen.

Betrachten wir diese universelle Blaupause, die Ur-Matrix, als einen seit ewigen Zeiten aufgebauten Informationsspeicher – vergleichbar mit der externen Festplatte eines Computers –, müssen wir nur noch lernen, wie wir darauf zugreifen können, um über die externe Festplatte Probleme auf dem Computer – d. h. im menschliche System – zu lösen.

# Kommunikation

## mit dem Universum

Wir sind gemeinsam einen langen Weg gegangen, durch eine abwechslungsreiche Natur. Denn das griechische Wort *physis,* von dem sich der Begriff »Physik« ableitet, bedeutet nichts anderes als Natur. Der Weg war sicher nicht immer einfach, gewährte aber tiefe Einsichten: Alles ist mit allem verbunden, so etwa auch der Mensch mit dem entferntesten Winkel des Universums.

## Unsere Sinne und die Wahrnehmung

Um die dreidimensionale Realität zu erfahren, in der der Mensch lebt, ist er mit fünf Sinnen ausgestattet. Die gewonnenen Informationen werden mithilfe des Gehirns interpretiert.

Auf physikalischer Ebene handelt es sich dabei um unterschiedliche Frequenzen, die über die spezifischen Rezeptoren transformiert das Gehirn erreichen. Der dort stattfindende Abgleich identifiziert etwas dann beispielsweise als Musik oder als Bild – bekannte Muster, die in der Erinnerung gespeichert sind. So entsteht ein Modell der Außenwelt, das durch die spezielle Aufmerksamkeit jeweils aktualisiert wird.

*Der menschliche Organismus ist materielle Welt und gleichzeitig universelle kosmische Energie.*

Das Aufnahmevermögen der menschlichen Sinne ist begrenzt. Menschen können nur die elektromagnetischen Wellen einer bestimmten Wellenlänge wahrnehmen, aber beispielsweise kein Infrarotlicht, und sie hören und riechen nicht so gut wie Hunde, obwohl sie mit dem gleichen Spektrum der Frequenzen Kontakt haben. Von den Millionen von informativen Bits, die pro Sekunde auf die menschlichen Sinne einstürzen, gelangt nur ein Bruchteil vorgefiltert in unser Gehirn. Die Welt, die ein Mensch wahrnimmt, stellt lediglich einen begrenzten Ausschnitt dar, nur das, womit dieser Organismus in Resonanz tritt.

*Jeder Mensch wählt* seinen *Ausschnitt der Realität.*

In welchem Umfang die Sinne mit dem Quantenfeld in Kontakt treten, bleibt zwar spekulativ, ist auf der Grundlage des bisher Geschriebenen aber doch wahrscheinlich: durch den Elektronenaustausch. Vielleicht ist das Gehirn auch nur ein kombiniertes Radio- und Fernsehgerät, mit dem der Mensch die Informationen des Kosmos für sich übersetzt und erfahrbar macht.

*Dass Wahrnehmung subjektiv ist, zeigen z. B. auch die unterschiedlichen Zeugenaussagen nach einem Verkehrsunfall, der eigentlich ein für alle Zeugen gleich abgelaufener Vorgang war.*

# Bewusstsein und menschlicher Verstand

Viele Vorgänge laufen im Alltag quasi automatisch, roboterhaft ab – vom Frühstück bis zum Erreichen des Arbeitsplatzes. Die roten Ampeln auf dem Weg, das Bedienen der Technik im Auto, alles läuft spontan ab, ohne dass man darüber nachdenken müsste. Zwar ist man bei Bewusstsein, aber irgendwie doch nicht richtig »bei der

Sache«. Genau wie bei langen Fahrten auf der Autobahn und Gesprächen mit dem Beifahrer – plötzlich ist man 200 Kilometer weiter, weiß aber kaum, wie.

Aufmerksamkeit ist demnach sicher mit dem Bewusstsein gekoppelt, eine Auswahlfunktion für den eingehenden Datenstrom, notwendig für die Gedanken wie ein Ausgabeschalter bei der Post. Bewusstsein ist Ausdruck von Aktivität, andere Menschen können unsere Handlungen wahrnehmen. Trotzdem weiß niemand genau, was Bewusstsein ist. Bewusstsein kann nur durch Teilaspekte beschrieben werden und dadurch, wie es sich äußert – auf der physiologischen Ebene beispielsweise durch den Nachweis von Veränderungen der Durchblutung in verschiedenen Gehirnarealen.

## Das Tagesbewusstsein

Das sogenannte Tagesbewusstsein oder auch Wachbewusstsein benötigen wir, um unsere menschlichen Aktivitäten im täglichen Leben auf der materiellen Ebene umzusetzen. Ohne dieses Bewusstsein gäbe es keine erlebte Realität, und der Mensch machte auch keine Erfahrungen, über die er als Erinnerung weiteres Handeln abgleichen könnte, um sich z. B. vor Verletzungen zu schützen. Nicht bewusst – was allerdings nichts mit dem Unterbewusstsein oder dem Unbewussten zu tun hat, wir verwenden beide Begriffe – ist die Funktion des vegetativen Nervensystems. Dieses steuert die unwillkürlichen Vorgänge im Organismus, darunter Atmung, Herz- und Kreislauffunktion sowie Hormonstoffwechsel. Der Sympathikus, ein Teil des vegetativen Nervensystems, sorgt für Erregung, Aktivität und Mobilisierung; der Parasympathikus, sein Gegenspieler, bremst, entspannt und regelt die Energieaufnahme sowie Reparaturvorgänge im Körper.

*Das Wachbewusstsein benötigen wir, um Aktivitäten in unserer dritten Dimension, der materiellen Welt, umzusetzen.*

Bewusstseinszustände können willentlich verändert werden: Meditationstechniken, religiöse Rituale, Schlafentzug und chemische Substanzen wie Drogen oder Narkosemittel dienen dazu, die Ebene des Bewusstseins zu verändern. Wissenschaftler definieren mehr als 20 verschiedene Zustände veränderten Bewusstseins. Der Schlaf stellt eine normale physiologische Bewusstseinsveränderung dar. Wenn wir schlafen, kommt es u. a. zu einer Verminderung der Gehirnströme von etwa 30 auf 8 Hertz. Bewusstseinszustände sind im Gegensatz zu verschiedenen Wahrnehmungen und Aktivitäten – die Sprache dem Sprachzentrum, das Sehen der Sehrinde und das Hören dem Hörzentrum – nicht bestimmten Regionen im Gehirn zugeordnet. Bewusstsein ist zwar mit körperlicher Materie verbunden, aber nicht mit dem materiellen Aspekt von Gehirn und Nerven gleichzusetzen.

*Bewusstsein ist mit dem Gehirn verbunden, in diesem aber nicht lokalisierbar wie etwa das Sprachzentrum.*

# Der Verstand – Funktionsform des Bewusstseins

Den Verstand einzusetzen bedeutet logisches Handeln, um eine Aufgabe problemorientiert, sinnvoll, emotionslos und zeitgerecht zu lösen. Erst ab dem Schulalter beginnt der Verstand, sich konse-

## Logisches Handeln

**Verstandesmäßig logisch vorzugehen bedeutet Folgendes:**

▶ Wir arbeiten nach Regeln, um über gespeicherte Informationen zu Schlussfolgerungen und Problemlösungen zu gelangen.

▶ Wir lassen Körper und Geist bestimmte Handlungsprogramme ausführen.

quent zu entwickeln. Bis dahin ist das intellektuelle Verständnis er-
klärlicherweise noch recht eingeschränkt; alle Erlebnisse, alle Kritik,
alle freudigen Ereignisse werden wie bei einem Computer direkt
auf die Festplatte übernommen.

Zentrales Anliegen dabei ist immer, dem natürlichen Schutzbedürf-
nis zu folgen und die Individualität, das Ego, sicherzustellen, Grenzen zu den Mitmenschen und der Umgebung aufzubauen und zu
bewahren und alles so zu beeinflussen, wie es das Ego für sinnvoll
hält. Äußere Muster müssen diesen eingebildeten inneren Mustern
im Unbewussten entsprechen, anderenfalls reagiert man irgendwie verstimmt, mit Wut, Angst oder Unglücklichsein.

In Situationen, in denen wir rational und schnell abwägen müssen,
was zu tun ist und wie es zu tun ist, kann es sehr hilfreich sein, dass
alte Muster schnelle Reaktionen ermöglichen. Insofern ist unser
Verstand ein wichtiges Werkzeug – nur nicht immer das passende.
Und seine neuronale Aktivität stört bei der Matrix-Inform-
Anwendung leider sehr.

*Wer mit Matrix Inform arbeiten will, muss den Verstand ausschalten!*

## Wie wir denken

Wie ein Gedanke entsteht, kann neurowissenschaftlich nicht beant-
wortet werden. Sicher ist, dass Gedanken elektrische Aktivitäten im
Gehirn darstellen, die weiträumig die Neuronennetze in der Groß-
hirnrinde zum Funken bringen. Das sagt jedoch nichts über deren
Bedeutung aus und warum und wie welche Neuronenverbände jeweils zusammenarbeiten. Es sagt auch nichts darüber aus, wie daraus die Erinnerung an den letzten Urlaub entsteht.

Verständlich ist auch, dass Gedanken durch das Durchlaufen be-
stimmter Stationen im Gehirn verändert werden. Warum ein
Mensch diese Stationen nicht umgehen kann, liegt möglicherweise

darin begründet, dass man die Polarität erfahren muss, um letztlich zu wissen, dass man auch positiv denken kann. Das Denken läuft in unserem Kopf ab wie die Hintergrundmusik in einem Supermarkt. Wenn man nur lange genug einkauft, nimmt man diese Musik nicht mehr wahr.

## Was ist Denken?

Der Import von Informationen ist kein Bestandteil des Denkvorgangs. Der Export ist in der Regel die Bewertung der eingegangenen Informationen mit einem nachfolgenden Handlungsablauf. Auch die Psychologie konnte bislang noch nicht erklären, wie Denkprozesse ablaufen, hält aber die folgenden Erklärungen bereit. Beim Denken handelt es sich um:

▸ Die mentale Verarbeitung von Informationen
▸ Das Merken von Informationen
▸ Die daraus resultierenden Schlussfolgerungen zur Lösung von Problemen
▸ Die Bildung von Konzepten

*Gedanken sind wie Hintergrundmusik: Sie sind permanent da, ohne dass wir uns ihrer immer bewusst wären.*

Die Bausteine der Denkprozesse sind nicht sichtbar und nicht zu entdecken. Man erkennt nur das Endprodukt. Im Großen und Ganzen ist der Ablauf folgender:

▸ Über die Sinne gelangt ein Informationsreiz an das Gehirn.
▸ Die Bedeutung dieser Information wird analysiert.
▸ Es werden verschiedene Möglichkeiten einer Antwort erzeugt.
▸ Die am besten passende Antwort wird ausgeführt, was wiederum mittels Rückkoppelung überwacht wird.

Um Denken unter quantenphysikalischen Aspekten zu qualifizieren: Es ähnelt den Wellenfunktionen, sie sind vorhanden, aber noch unbestimmt, ungeordnet und zufällig, in unvorstellbarem Umfang realisierbar. All das wird konkret, wenn die zunächst unbestimmte Idee durch eine rationale Bearbeitung konkretisiert wird. Denken ist demnach eine geordnete und zielorientierte Informationsanalyse. Deshalb benötigen wir zum Denken Informationen aus der Umwelt bzw. aus uns selbst, die wir über unsere Sinne aufnehmen und die wir mithilfe unseres Gedächtnisses mit alten Mustern abgleichen. Dabei belegen Denken und Verstandesaktivität neuronale Strukturen und sorgen für einen permanenten Funkverkehr, der eher leisere Signale »aus dem All« – die Intuition – übertönt. Bei Matrix Inform kommt es jedoch gerade auf diese leisen Signale an; wir müssen für Ruhe im Äther sorgen, um diese wahrnehmen zu können. Mit Matrix Inform durchstoßen wir das dichte Feld der Gedanken, wir verschaffen uns eine Gedankenlücke, eine Öffnung zum universellen Bewusstsein der hohen lichtvollen Energien.

*Nur wenn der Verstand schweigt, die Flut der Gedanken unterbrochen ist, können wir die leise Stimme der Intuition hören.*

# Das Unbewusste und seine Programmierung

»In meinem Haus wird gemacht, was ich sage!« Kennen Sie diesen Spruch, vielleicht noch aus Ihrer Kindheit? Wenn Sie nun der Ansicht sind, dass Sie zumindest auf der Bewusstseinsebene Herr im eigenen Haus sind, erliegen Sie einer Täuschung. Denn das meiste, was in unserem Gehirn passiert, geschieht unbewusst, in einem Verhältnis von etwa 90 zu 10.

Und ebenso erfolgt auch die Speicherung vieler Informationen im Laufe der menschlichen Entwicklung unbewusst. Dieser Bereich der menschlichen Psyche ist nur sehr schwer zugänglich, dennoch unverzichtbar: Das, was im Unbewussten gespeichert ist, ist wichtig für den menschlichen Alltag mit allen Entscheidungsprozessen und dient als Grundlage für die Persönlichkeitsentwicklung, als Basis dafür, wie ein Mensch ist. Ein grundlegendes Verständnis dieser psychischen Eigenheiten ist für die Arbeit mit Matrix Inform nicht notwendig, trotzdem wollen wir auch diese Sichtweise in den Bewusstseinsprozess mit einfließen lassen.

*Alles, was ein Mensch erfahren, erlernt und/oder trainiert hat, sinkt in das Unterbewusstsein – angelegte Verhaltensmuster in Form von Programmen. Auf die meisten greifen wir situationsbedingt instinktiv und automatisch zu.*

# Es, Ich und Über-Ich

Der Wiener Psychoanalytiker Sigmund Freud (1856–1939) hat in den 1920er-Jahren die Basis für die Betrachtung der Psyche geschaffen. Er teilte sie in drei Bereiche:

▸ Das Es: Das ist der Bereich, der dem Unbewussten – oft auch als Unterbewusstsein bezeichnet – entspricht. Hier sprießt der Samen von Einflüssen aus der frühen Kindheit, hier geht es um das Triebhafte, um Moral, Neid, Hass, Vertrauen und auch Liebe.

▸ Das Ich: Dieser Bereich stellt das Bindeglied in der Dreiteilung dar. Es versucht, als Vermittler beispielsweise in Konflikten aus gegensätzlichen Ansprüchen von Es und Über-Ich aufzutreten.

▸ Das Über-Ich: Dieser Bereich verkörpert Ideale, Weltbilder, höhere Werte und Normen. Es stellt gewissermaßen den Gegenspieler des Es dar.

Damit kommen dem Unbewussten wichtige, wenn auch rätselhafte Funktionen im menschlichen Leben zu. Alle Erinnerungen, die ursprünglich und im Wesentlichen der Überlebenssicherung dienten, sowie all das, was dem Menschen durch die Erziehung beigebracht wurde, um schließlich »edel, hilfreich und gut« zu sein, ist hier abgelegt und liefert damit Muster für den Abgleich von aktuellen Situationen, die es gerade zu bewältigen gibt. Dabei ist es völlig egal, ob es sich um reale Situationen oder eingebildete Dinge handelt: Das Unbewusste unterscheidet dies nicht. Es gilt eben nur die Frage zu beantworten: Freund oder Feind?

# Der eigentliche Herr im Haus – das Unbewusste

Probleme gibt es dann, wenn das autobiografische Gedächtnis Dinge abgespeichert hat, die im späteren Leben als Störprogramme aus dem Unbewussten heraus wirken und sehr oft den rational arbeitenden Teil des Gehirns übertönen. Typisch dafür sind beispielsweise die Erlebnisse während der Zeit im Mutterleib und, so die Psychologen, mindestens die ersten drei Lebensjahre eines Menschen. Das Ungeborene reagiert z. B. mit Wohlbehagen auf klassische Musik, empfängt aber auch Streitigkeiten zwischen seinen Erzeugern – schlimmstenfalls über die Tatsache, dass dieses ungeborene Kind gar nicht hätte gezeugt werden sollen. Dann findet eine Programmierung auf den Zustand: »Ich bin hier unerwünscht!« statt. Und das gilt für alle nachfolgenden problembehafteten Situationen: die Trennung von der Mutter nach der Geburt, Leid und Qualen in der Kindheit durch Vernachlässigung oder brutale Gewalt. Später gleicht das Gehirn die aktuelle Situation dann mit diesem Muster ab: Muss ich jetzt fliehen, um zu überleben? Ist das eine Situation, die mir Schmerz bereitet?

*Es gibt förderliche und hinderliche angelegte Muster im Unterbewusstsein. Sie können unser Leben massiv beeinflussen.*

Alles läuft auf die Entscheidung darüber hinaus, ob das Unbewusste mit dem einverstanden ist, was gerade passiert, oder ob es Gefahr wittert, die natürlich im modernen Alltag ganz anders aussieht als vor Jahrtausenden. Die instinkthafte Bewertung setzt sich durch: Der Betreffende wird immer wiederkehrend vor Probleme gestellt, obwohl die Situation eigentlich kein Problem darstellt. Nur das Unbewusste sorgt für die »falsche« Sichtweise. Matrix Inform bedeutet die Möglichkeit zur Transformation solcher Programme, die sich störend und negativ im Leben bemerkbar machen, obwohl die auftauchende Information aus Sicht des Unbewussten sozusagen gut gemeint ist. Matrix Inform kann demnach genutzt werden, um sowohl den Zeitpunkt eines störenden Einflusses als auch das störende Thema herauszufinden. Das intuitive Arbeiten spielt dabei die Hauptrolle.

Nehmen Sie die Idee vom Quantenfeld auf: Dort finden Sie alles gespeichert, auch das, was im Unbewussten abgelegt wurde – abrufbereit.

# Placebo – inneres Theaterspiel

Placebo nennt man ein Theaterstück, das sowohl die Akteure als auch die Zuschauer und Regisseure immer wieder in großes Erstaunen versetzt. Egal in welcher Form, ob Zuckerpille, Kochsalzlösung oder Scheinoperation: Das Verfahren wirkt und ist erfolgreich. Hunderte von Studien aus der Placebo-Forschung zeigen, dass das Gehirn durch Scheinwahrheiten manipuliert werden kann mit der Konsequenz, über die innere Überzeugung einen körperlichen Effekt zu erzielen. Die Macht der Überzeugung spricht Bände, zeigt verblüffende Erfolge, lässt Krankheiten und Schmerzen verschwinden und Organismen gesunden – physikalisch-chemische Reaktionen inklusive.

Primär geht es darum, in dem Betreffenden die Überzeugung entstehen zu lassen, dass ihm etwas Gutes widerfährt, wenn er beispielsweise eine bestimmte Pille einnimmt, obwohl es sich hierbei um ein absolut wirkstofffreies Zuckerkügelchen handelt. Placebo – das ist das, was gefällt. Das kann genauso gut auch der weiße Kittel des behandelnden Arztes sein, der Vertrauen in die moderne Medizin entstehen lässt. Es ist die Erwartung des Patienten, die die entscheidende Rolle spielt. Ebenso kann das Gegenteil eintreten, wenn der Patient vom Erfolg der Maßnahme nicht überzeugt ist, kein Vertrauen in sie hat, bis hin zu der Konsequenz, dass die beeinträchtigenden Wirkungen auf körperlicher Ebene eintreten – das wäre der Nocebo-Effekt.

## Die Kraft des Geistes

Der Geist wirkt eindeutig auf den Körper. Und die Kraft des Geistes kann genauso wirksam sein wie eine nur zum Schein durchgeführte Operation. Eine amerikanische Studie aus dem Jahr 2002 berichtet über eine Knieoperation, bei der zwar die Technik inklusive chirurgischer Manipulation durchgeführt, ansonsten aber nichts »wegoperiert« wurde. Dennoch: Nicht nur im Kopf, auch im Knie ging es dem Patienten besser.

*Der Begriff »Placebo« ist nur ein anderer Ausdruck dafür, wie der Geist auf den Körper wirkt. Der Geist ist eine machtvolle Institution.*

Wenn sich das Denken verändert, verändert sich auch die Materie. Überzeugungen haben Macht. Die Psycho-Neuro-Immunologie, ein neues Forschungsgebiet, liefert mittlerweile viele Beweise dafür, dass das Immunsystem durch bestimmtes Denken gestärkt werden kann. Das ist leicht nachzuvollziehen, wenn Sie die Erkenntnisse, die Sie im Kapitel über Stress (siehe S. 43ff.) gewonnen haben, einfach umdrehen.

Nicht als Placebo-Effekt sollte dagegen der Einsatz homöopathischer Präparate betrachtet werden. Hier wirken die energetischen Signaturen, denn Stoffliches ist bekanntermaßen ab einer bestimmten Potenz (C30) nicht mehr nachweisbar. Hier geht es nicht um Suggestion und Vorstellung, hier geht es um quantenphysikalische Impulse.

# Absicht und zielgerichtetes Handeln

Haben Sie schon einmal etwas von mentalem Training gehört? Im Sport ist diese Art von Training mittlerweile Routine: Um ihre sportliche Leistung zu verbessern, setzen Athleten aller Disziplinen diese konzentrierte Intention verbunden mit einer Zielvorstellung ein. Das Verfahren unterscheidet sich etwas vom Visualisieren: Der Sportler sieht hier, einem Film ähnlich, wie er beispielsweise ein Radrennen fährt. Dabei handelt es sich aber nur um die Erstellung eines gedanklichen Bildes.

Beim mentalen Training ist der Sportler aus eigener Sicht im Wettkampf, sozusagen in einem mentalen Probelauf. Man sieht jeden Aspekt der sportlichen Übung, trainiert gegebenenfalls einzelne Schritte, die noch nicht so gut ablaufen. Zur Wahrnehmung gehören sogar physiologische Veränderungen bis hin zum körpereigenen Schweiß.

*Matrix Inform ist bis zu einem gewissen Grad absichtsvolles Handeln aufseiten des Anwenders und reines Zulassen und Abwarten aufseiten des Klienten.*

## Einfluss auf das unwillkürliche Nervensystem

Egal, ob der Sportler an eine bestimmte Bewegung denkt oder sie tatsächlich ausführt: Der Gedanke löst die gleichen Befehle im Körper aus wie die tatsächliche Handlung. Neurowissenschaftler haben herausgefunden, dass im Elektroenzephalogramm (EEG) die gleichen elektrischen Impulse ablaufen, ob der Mensch nun nur denkt oder tatsächlich eine Handlung ausführt. Verfahren wie autogenes Training und Biofeedback zeigen, dass es in bestimmtem

## Die wirksamste Heilabsicht

Die wirksamste Heilintention erfolgt dadurch, eine bestimmte positive Aufforderung zu formulieren und das Ergebnis zu visualisieren. Quantenphysikalisch formuliert sieht das so aus:

▸ Das Quantenfeld enthält abgespeicherte Muster. Wir wählen das Muster aus, das am besten in unsere Vorstellung passt.

▸ Wir erzeugen eine Absichtswelle.

▸ Die Resonanz der (elektromagnetischen) Absichtswelle mit der passenden Wahrscheinlichkeitswelle und der nachfolgenden Beobachtung sorgt für die »Tatsächlichkeit«, den Wellenkollaps.

▸ Materie wird neu informiert und damit transformiert.

▸ Das neu entstandene Muster wird im Feld gespeichert.

*Die Methode von Matrix Inform könnte man ganz kurz auch mit folgenden Worten beschreiben: Die Absicht zählt.*

Umfang möglich ist, sogar das unwillkürliche Nervensystem mental zu beeinflussen, um beispielsweise den Blutdruck unter Kontrolle zu bringen, die innere Unruhe im Körper zu beseitigen, die Atemfrequenz zu senken. Auch die Hypnose zeigt, welche Konsequenzen möglich sind, wenn ein Befehl an das Gehirn gegeben wird. Über ein Placebo entstehen möglicherweise die gleichen physiologischen Effekte wie bei einem tatsächlichen Wirkstoff. Das macht deutlich, dass unser Körper nicht zwischen der tatsächlichen Wirkung eines Medikaments und dem eingebildeten Effekt unterscheidet. Und wir können demnach unsere Intention nutzen, um Körperfunktionen zu steuern.

Noch einmal: Es geht nicht um die Ursachenzerstörung einer Krankheit, sondern es gilt, einer größeren Intelligenz die Wiederherstellung der Ordnung zu überlassen. Unser Geist macht das Fenster zum Universum auf, für eine Kontaktaufnahme in wechselseitiger Richtung.

# Das »Bauchhirn« – die Intuition

Wirklich zu wissen, was man will oder an Veränderungen nötig hat, ist ein schwieriger Erkenntnisprozess. Der Verstand hat meist ganz andere Ansichten, da es ihm um die Stabilisierung des Egos geht, das Unbewusste sorgt für die entsprechende Unterstützung. Wie also kommt man an die notwendigen Informationen, die man für seinen geplanten Transformationsprozess benötigt? Hilfe kann aus dem Bauch kommen: Intuition heißt der Helfer – ganz plötzlich, ohne gedankliche Anstrengung, erscheint ein Wegweiser zur Lösung eines Problems oder zur Beantwortung einer Frage.

Der Begriff »Bauchhirn« ist nicht wissenschaftlich geprägt, aber auch nicht so abwegig, wie er scheint: In dieser Region gibt es tatsächlich einige Millionen Nervenzellen.

*Rund 90 Prozent der Nervenverbindungen gehen vom Bauch (Solarplexus) zum Gehirn und nur etwa 10 Prozent vom Gehirn zum Bauch.*

## Dem Bauchgefühl vertrauen

Trotzdem vertrauen viele Menschen, auch wenn sie der Alltag immer wieder in Richtung logisches Denken treibt, auf ihr Bauchgefühl. Mit diesem Verfahren handeln sie im Nachhinein sogar richtig, wenn sie binnen kürzester Zeit eine Entscheidung treffen müssen, ohne alle Einzelheiten einer Situation sorgfältig und durch logisches Denken abwägen zu können.

Wie das alles so wunderschön funktioniert, weiß die Wissenschaft nicht zu beantworten – es scheint aber Vorteile zu haben, sich auf die Intuition, die Eingebung zu verlassen statt nur auf den logischen Verstand. Also auch wieder eine Art Steuerung durch eine »höhere« Intelligenz?

# Sich von der Intuition leiten lassen

Man muss nur die innere Stimme wahrnehmen, um sich leiten zu lassen und nicht dem Verstand allein die Führung zu überlassen. Mütter hören diese Stimme schnell und leicht: »Mit meinem Kind ist etwas nicht in Ordnung. Ich rufe mal eben an und höre nach, was los ist!« Das sind keine Gedanken, keine Bilder, das ist ein Gefühl, eine Art von Welle, die heranschwappt, um mit uns in Kontakt, d. h. Resonanz zu treten. Die Ratio, der Verstand, kann das nicht erfassen, deshalb ist Denken in diesem Moment kontraproduktiv: Intuition kann uns nicht erreichen, während wir denken. Das bedeutet: Wir müssen aufhören zu denken!

Da Sie sich bei der Anwendung von Matrix Inform von der Intuition leiten lassen müssen, um in Ihr Thema zu kommen, benötigen Sie Gedankenstille. Ob Sie dann mit diesem Thema richtig liegen, können Sie ganz leicht mit Matrix Inform überprüfen.

Wie Sie eine kurzzeitige Gedankenstille ganz bewusst herbeiführen, lesen Sie im nächsten Kapitel (siehe S. 111). Stellen Sie sich nur nicht unter Erwartungsdruck: »Jetzt bin ich mal gespannt, was da wohl passiert und ob es gleich beim ersten Mal klappt!« Schon ist Ihr Verstand wieder eingeschaltet, und Sie überhören diese leise Stimme im Hintergrund.

Bleiben Sie einfach »in der Wahrnehmung«: Urteilen Sie nicht, erwarten Sie nichts, nehmen Sie nur wahr, was passiert, und seien Sie nicht zu ungeduldig. Erleben Sie einfach nur, wie ständig etwas Energetisches fließt – Intuition ist Information.

*Handeln Sie immer nach dem Motto: »Sobald Sie nichts erreichen wollen, erreicht Sie die Intuition.«*

Intuitives Handeln ist etwas für den täglichen Gebrauch, nicht nur etwas, das Sie »einschalten« müssen, wenn Sie Matrix Inform praktizieren wollen. Intuition schafft Vertrauen – in uns selbst.

# Bewusstseinsveränderung – Kommunikation mit dem Nichts

Nur wer bei Bewusstsein ist, kann bewusst kommunizieren. Auf Seelenebene wird unbewusst kommuniziert. Wer auf der spirituellen Ebene auch nur erste Gehversuche gemacht hat, ist dabei irgendwann mit dem Begriff des »höheren Bewusstseins« konfrontiert worden.

Ist dieses Bewusstsein für uns hoch genug, benötigen wir noch mehr als die benannten Dimensionen der Quantenphysiker, um den für uns richtigen Kommunikationspartner zu finden? Um sich hier nicht in Spekulationen oder nicht nachvollziehbaren Ideen zu verfangen, sprechen wir als Autoren lediglich von Bewusstsein und der »5D+« (siehe S. 23).

Was wir erreichen wollen, ist – quantenphysikalisch ausgedrückt – der Kontakt mit dem allumfassenden Potenzial: durch eine mit diesem Modell angewandte Kommunikation mit einem Bereich jenseits unserer dreidimensionalen Realität.

*Das Nichts ist immer und überall präsent, und alles ist von diesem Nichts wie von einem Netz durchwoben.*

## Das Potenzial wirkt überall

Das Potenzial, von dem wir hier sprechen, befindet sich nicht irgendwo weit weg im Himmel oder wo auch immer. Es ist permanent da, es wirkt überall, in uns und um uns herum. Wenn wir diese Idee als Grundprinzip von Matrix Inform akzeptieren, hat jeder Mensch die Möglichkeit, dieses Potenzial auch für sich zu entfalten, in der Bandbreite aller Möglichkeiten, die ähnlich einer mathematischen Wahrscheinlichkeitskurve für das jeweilige Individuum verteilt sind.

Warum Menschen dieses Grundprinzip für sich nicht umsetzen können, liegt zunächst darin begründet, dass das Ego Veränderungen in einer speziellen Situation immer von anderen Beteiligten erwartet, nur nicht von sich selbst. Aus der Perspektive des Egos sind bekanntlich immer die anderen schuld, an allem. Also müssen die sich ändern, nicht ich. Warum soll ich eigene Programme verändern? Darin liegt die erste umzusetzende Bewusstseinsveränderung: Das Thema, um das es geht, liegt in uns selbst.

## Den Verstand zur Ruhe bringen

*Der Verstand ist der Sitz unseres Egos und der entscheidende Teil, der sich gegen eine Transformation wendet.*

Neben dieser so wichtigen Selbsterkenntnis liegt die nächste umzusetzende Bewusstseinsveränderung mehr auf »technischem« Gebiet: Wir müssen alle störenden Frequenzen wegfiltern, um auf unserer neuronalen Kommunikationsstrecke viel Platz für die für uns wichtigen und interessanten Frequenzen zu haben. Das bedeutet, dass wir es schaffen müssen, unseren Verstand zur Ruhe zu bringen, da er permanent damit beschäftigt ist, im Ego-Modus zu arbeiten und, für uns unbewusst, durch gespeicherte alte Programme zusätzlich beeinflusst wird. Wir müssen für gedankliche Funkstille sorgen, um damit besser aufnahmebereit für andere Informationen zu sein. Damit schaffen wir den bei der Matrix-Inform-Anwendung benötigten Bewusstseinszustand – die Gedankenstille – als eine Art Werkzeug.

Zur Technik: Gedankenstille ist ein Bereich, der in der Pause zwischen den Gedanken liegt, wenn kein Denken stattfindet. Der Verstand muss überzeugt werden, dass es nichts gibt, weshalb er immer wieder dazwischenplappern muss; er braucht keine Entscheidungen zu treffen, weil das, was gerade passiert, für ihn völlig uninteressant ist.

Das, was bei Matrix Inform geschieht, stellt keine Herausforderung für den Verstand dar, kein virtuelles Szenario, in dem dringliche Gedankentätigkeit vonnöten wäre; der Verstand muss dabei auch nicht für unsere Sicherheit sorgen. Mit anderen Worten: Er wird nicht gebraucht. In dem Moment, in dem das Denken angehalten wird, entstehen die gedanklichen Lücken, und mit zunehmendem Training werden diese Lücken immer größer. Die Dauer unserer internen Funkstille wird immer größer und damit auch die Wirkfläche für das Potenzial. Das Tor für den Informationsstrom aus der Matrix ist weit geöffnet.

# Matrix Inform

## Auf in die Praxis!

Nun wird es praktisch: Wir schreiten zur Tat. Doch um es noch einmal zu wiederholen: Als Anwender tun wir eigentlich nichts. Wir heilen nicht, wir lassen keine Energie aus unseren Händen in den Körper eines anderen fließen.

Dennoch stoßen wir an und geben Impulse, wenn wir die Methode bei uns selbst oder anderen – direkt oder per Fernbehandlung – anwenden. Wie beim Domino-Spielen: Der erste Stein setzt alles in Gang, bringt alles in Bewegung. Wie lange diese Bewegung dauert, kann nicht vorhergesagt werden. Je »tiefer« die Prozesse gelagert sind, desto heftiger können die Reaktionen sein und desto länger können sie anhalten.

*Matrix Inform eignet sich für Selbstanwendungen, Anwendungen an anderen Menschen und zur Fernanwendung.*

## Erleben Sie es selbst

Die Quantenphysik und deren theoretische Grundlagen sind unser, der Autoren, Credo. Ob es tatsächlich so funktioniert oder anders – wir können es nicht beweisen. Was wir aber beweisen können, ist die erlebte Wirkung unserer Methode. Und die verblüfft und fasziniert – sie ist manchmal im wahrsten Sinne des Wortes sogar umwerfend (siehe dazu auch S. 116). Probieren Sie es einfach selbst aus und lassen Sie sich von Matrix Inform überraschen.

# Vorbereitende Übungen – fühlen Sie sich ein

Basis für jede Matrix-Inform-Anwendung ist die Zwei-Punkt-Methode (siehe S. 112ff.). Bevor Sie diese durchführen können, sollten Sie, sofern Sie nicht von Natur aus zu den energiefühligen Menschen gehören, mit uns zusammen ein kleines »Energietraining« machen, primär zur Sensibilisierung Ihrer Hände. Keine Sorge, es sind keine paranormalen Fähigkeiten, die Sie jetzt erwerben sollen – Sie können das alles ohnehin schon, die Fähigkeiten sind naturgegeben. Meist sind sie nur etwas verkümmert. Legen wir nun also den Grundstein für die Neuentdeckung Ihrer Sensibilität, für Ihre gesteigerte Wahrnehmungskraft.

*Die Zwei-Punkt-Methode (siehe S. 112ff.) kann jeder erlernen – auch ohne Vorkenntnisse.*

Führen Sie die folgenden vorbereitenden Übungen bitte im Stehen aus, da dies die Sensibilität erhöht. Es geht um Ihre elektromagnetische Lebenskraft!

### Übung 1 – Spüren Sie Ihre Hände

Heben Sie die rechte Hand etwa auf die Höhe zwischen Brust und Gesicht. Der Ellbogen ist angewinkelt, die Handfläche zeigt in Richtung Gesicht (Abb. 1). Spüren Sie in die Handfläche hinein. Können

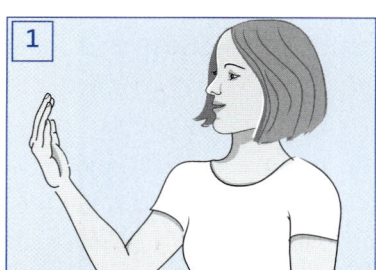 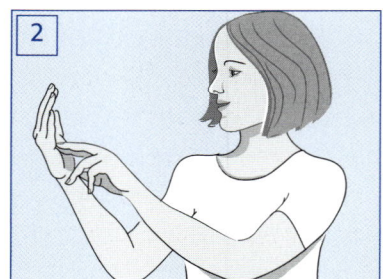

Sie zunächst keinen Kontakt herstellen, reiben Sie die Handinnenfläche kurz mit den Fingern der anderen Hand (S. 106, Abb. 2) und
wiederholen Sie die Übung anschließend. Sie sollten die Handinnenfläche jetzt wahrnehmen können, auch mit geschlossenen
Augen.

Wiederholen Sie die Übung nun mit der anderen, der linken Hand.
Spüren Sie auch hier wieder in die Handinnenfläche hinein (Abb. 1).
Wenn nötig, sensibilisieren Sie die Wahrnehmung wie bei der vori-
gen Übung durch Reiben (Abb. 2).

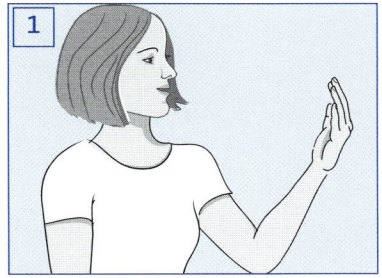
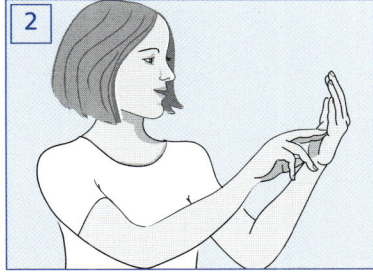

Diese Vorübungen
sind sehr wichtig
für die Zwei-Punkt-
Methode (siehe
S. 112ff.). Üben
Sie deshalb so lange,
bis Sie die Übungs-
sequenz beherr-
schen und Ergeb-
nisse spüren!

Heben Sie nun beide Hände etwa auf Brusthöhe an und spüren Sie
gleichzeitig in beide Handinnenflächen (Abb. 1). Reiben Sie die In-
nenflächen Ihrer Hände fest gegeneinander, um die Wahrnehmung
noch zu verbessern (Abb. 2).

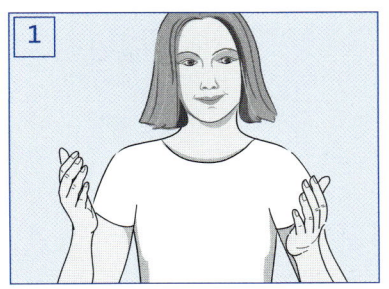
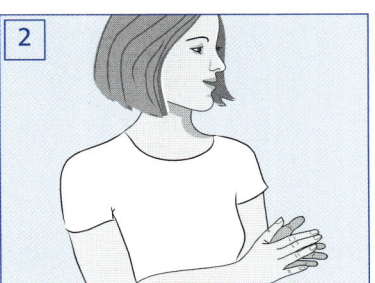

Führen Sie anschließend die Hände auseinander (Abb. 1) und bewegen Sie sie dann wieder aufeinander zu (Abb. 2). Bei dieser Übung hilft Ihnen folgendes Bild: Stellen Sie sich vor, Sie hielten einen aufgeblasenen Luftballon zwischen den Händen und drückten den Ballon nun leicht zusammen. Spüren Sie dabei immer wieder in die Hände hinein! Der Abstand der Hände sollte bei dieser Übung zwischen 5 und 20 Zentimeter betragen.

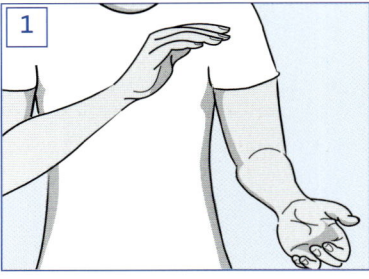
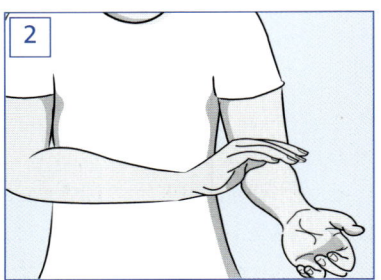

*Je nach Abstand der Hände können Sie Reaktionen in den Handinnenflächen feststellen: Es kribbelt, es vibriert, oder Sie bemerken einen Temperaturunterschied (warm oder kalt). Die Reaktion kann unterschiedlich stark sein. In jedem Fall sollten Sie das Gefühl haben: Da passiert etwas.*

Wiederholen Sie die Übungssequenz nun, allerdings ohne zu reiben und ohne die Vorstellung des Ballons: Heben Sie die rechte Hand, spüren Sie hinein. Heben Sie dann die linke Hand. Sollten Sie zunächst noch nichts spüren, reiben Sie erst wieder die Hände und beginnen Sie von vorn.

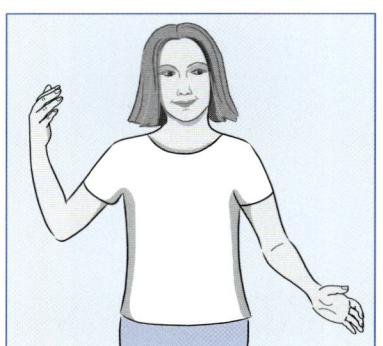

Jetzt steigern wir den Schwierigkeitsgrad: Heben Sie beide Hände vor Ihren Körper, sie sollten dabei weit auseinander sein. Sie sollten immer beide Hände gleichzeitig spüren. Heben und senken Sie die Hände im Wechsel.

Führen Sie nun eine Hand vor den Körper, die andere hinter den Körper. Die Hände bleiben dabei geöffnet. Spüren Sie in beide Hände hinein: Die Hände sollten gefühlsmäßig in Kontakt treten und den Kontakt halten.

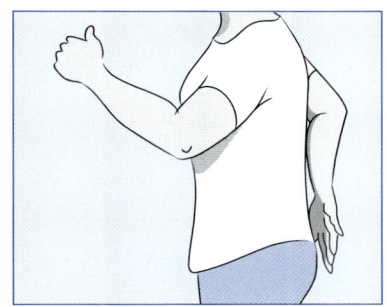

## Übung 2 – Hände auf den Körper legen

Im nächsten Schritt lernen Sie, Ihre Hände auch bei Körperkontakt – also nicht nur beim Halten vor den Körper – ganz deutlich zu spüren und sie miteinander zu verbinden.

Legen Sie eine offene Hand willkürlich auf eine Körperstelle (Abb. 1). Sobald Sie diese Hand deutlich spüren, legen Sie die andere Hand willkürlich auf eine andere Körperstelle (Abb. 2). Fühlen Sie nun in beide Hände gleichzeitig hinein. Sie sollten beide Hände deutlich wahrnehmen.

Eine wichtige Grundübung ist die folgende: beide Hände gleichzeitig – unabhängig von der Position und ohne Kontakt – zu fühlen, die Verbindung zu spüren.

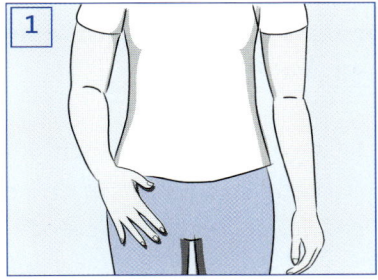

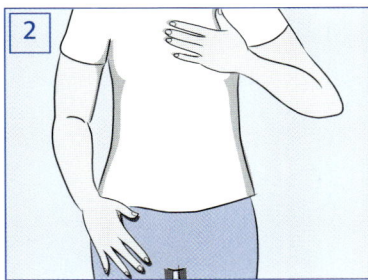

## Übung 3 – den Körper scannen

Bei dieser Übung geht es darum, zwei Punkte über Ihre Hände energetisch miteinander zu verbinden.

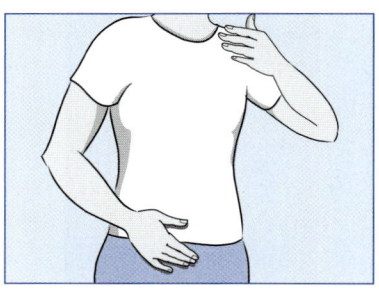

Legen Sie zuerst eine Hand willkürlich auf eine Körperstelle. Tasten Sie dann mit der Innenfläche der geöffneten anderen Hand über Ihren Körper – wie ein Scanner. Berühren Sie den Körper dabei aber nicht, der Abstand sollte etwa fünf bis zehn Zentimeter betragen. Scannen Sie den Körper langsam.

Bleiben Sie mit Ihrer Aufmerksamkeit bei Ihren Händen. Achten Sie auf Veränderungen: Beginnt eine Hand mehr zu kribbeln, verändert sich das Gefühl in einer oder beiden Händen, entsteht Wärme oder Kälte oder möchte die scannende Hand nicht weiter, haben Sie eine gute Zwei-Punkt-Verbindung hergestellt. Legen Sie nun die scannende Hand ebenfalls auf der darunter liegenden Körperstelle ab.

*Seien Sie nicht frustriert, wenn Ihnen eine Übung einmal nicht auf Anhieb gelingen will. Bleiben Sie dabei, denn Sie wissen ja: Übung macht den Meister!*

## Übung 4 – den Partner spüren

Suchen Sie sich für diese Übung eine zweite Person als Übungspartner. Stellen Sie sich gegenüber auf und heben Sie die Hände auf Brusthöhe an. Die Ellbogen sind angewinkelt, die Handflächen der Übungspartner sind einander zugewandt.

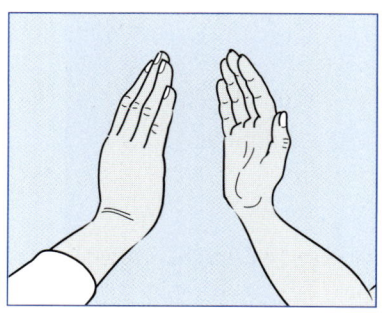

Beginnen Sie zunächst mit der rechten Hand und führen Sie diese langsam in Richtung der linken Handfläche Ihres Partners. Ab einem Abstand von etwa 20 Zentimetern sollten Sie wieder eine Sensation, ein Gefühl, bemerken. Das kann auch eine Art Widerstand sein, wie bei einem abstoßenden Magneten. Sollte es mit dieser Übung nicht gleich klappen, reiben Sie die Hände und wiederholen Sie die Übung.

Vergrößern Sie nun den Abstand zu den Händen Ihres Partners wieder und achten Sie darauf, was Sie spüren, obwohl Sie den anderen bei der Übung nicht direkt körperlich berührt haben. Sie berührten ihn nicht auf der physischen Ebene, Sie berührten sein Energiefeld. Womit Sie deutlich spüren: Menschliche Körper hören eben nicht an der Hautoberfläche auf.

## Übung 5 – mentales Loslassen

Bei den Grundübungen lernen wir durch »Hindenken zu den Händen«, diese wahrzunehmen. Denn wenn Sie Matrix Inform anwenden, sollten Sie im entscheidenden Moment nicht denken, sondern nur fühlen! Doch wenn wir Ihnen jetzt sagen: »Denken Sie jetzt nichts!«, geht es mit dem Denken natürlich erst richtig los.

Das Zauberwort lautet: Intuition. Solange der Mensch denkt, ist die Verbindung zum intuitiven Gedächtnis besetzt. Da Menschen nur eine »Leitung« haben, kann sie die Intuition nicht erreichen. Sie müssen also die Leitung frei machen. Dies erreichen Sie durch ganz einfache Maßnahmen. Stellen Sie sich z. B. einmal folgende Frage: »Welche Farbe hat mein nächster Gedanke?« Auch dann beginnen Sie zwar zu denken, Ihr Verstand kann bei dieser Frage aber nicht mit einer sofortigen Antwort reagieren. Und so entsteht für einen kurzen Moment Gedankenleere oder Gedankenstille – die wiederum ausreicht, um die »Leitung frei zu machen«.

*Eine weitere sehr einfache Möglichkeit, Gedankenleere oder Gedankenstille in sich selbst zu erzeugen, besteht darin, langsam und bewusst ein- und auszuatmen.*

## Weitere Grundübungen mit Partner

Legen Sie eine Hand auf eine beliebige Stelle des Körpers Ihres Übungspartners. Spüren Sie in diese Hand hinein. Legen Sie dann

Ihre zweite Hand zunächst auf eine andere beliebige Stelle des Körpers Ihres Partners, fühlen Sie bewusst hinein und verbinden Sie beide Hände mental. Nun kommt das Schwierigste: Lassen Sie mental los! Hierbei hilft Ihnen Übung 5 (siehe S. 111). Nehmen Sie die Hände vom Körper Ihres Übungspartners.

Wenn Sie dieses Grundprinzip beherrschen, können Sie es erweitern, indem Sie beliebig viele Punkte miteinander verbinden. So können Sie die Methode spielerisch üben.

# Die Zwei-Punkt-Methode

*Für die Anwendung von Matrix Inform brauchen Sie zwei Hände und keinen Kopf.*

Um es noch einmal vorwegzunehmen: Versuchen Sie nicht, Energie zu schicken, als Kanal zu fungieren, definierte Ziele zu fixieren. Lassen Sie der Natur ihren Lauf, sprich: Ermöglichen Sie es den Quanten, von der Möglichkeitswelle herabzusteigen und sich in der Realität als Teilchen – also Materie – zu manifestieren. Und denken Sie als Anwender bitte auch daran: Heilung geschieht auf der Ebene des anderen. Der andere ist derjenige, der den eigenen Heiler, den »inneren Arzt« bemüht – bei sich selbst.

Sie können mittelbar dafür sorgen, dass die Chakras wieder arbeiten, die Energie wieder fließt, aber eben nur mittelbar. Das Entscheidende ist, aus dem Weg zu gehen bzw. den Weg frei zu machen. Sie zapfen gewissermaßen den Kosmos, ein Feld vollkommener Ordnung, für Ihren Partner an.

Mit Ihrem als Anwender veränderten Bewusstsein bekommen Sie intuitiv helfende Informationen, Symbole oder Bilder eingeblendet, die Sie dem anderen sozusagen als Verkehrszeichen aufstellen. Von da an tun Sie aber nichts mehr. Nun passiert alles von allein, Sie geben die Führung ab. Wenn Sie die Hände weggenommen haben,

## Die Zwei-Punkt-Methode im Überblick

▶ Scannen Sie Ihren Körper und suchen Sie einen Punkt oder eine Fläche, die schmerzt, verhärtet oder unbeweglich ist oder in anderer Form Ihre Aufmerksamkeit erregt.

▶ Suchen Sie den zweiten Punkt. Hier lassen Sie die zweite Hand ruhen und verbinden beide Hände. Kribbelt es? Wird es in den Händen warm?

▶ Lassen Sie mental los.

▶ Atmen Sie aus.

▶ Nehmen Sie die Hände herunter.

▶ Treten Sie beiseite – fertig. Sie haben damit Ihre Matrix-Inform-Anwendung beendet.

*Die Intention weist dem reinen Bewusstsein die Richtung. Sie teilt der »5D+« mit, welche Form anschließend in der Realität angenommen werden soll.*

ist die Arbeit für Sie getan (siehe Kasten oben). Zur Verdeutlichung wieder ein Beispiel: Sie bestellen in einem Restaurant ein Essen. Was im Inneren des Restaurants alles abläuft, interessiert Sie nicht wirklich. Sie wünschen sich eine bestimmte Suppe – wer sie zubereitet, und ob der Lehrling in der Küche alles richtig macht, interessiert Sie nicht. Sie sehen zwischen Bestellen und Essen aus dem Fenster, lassen ein paar Gedanken vorüberziehen, und dann ist die Suppe plötzlich da, genau wie bestellt. Ein anderes Beispiel: die Waschmaschine. Wäsche rein, Programm wählen, starten. Die Absicht ist das Waschprogramm. Was technisch in der Waschmaschine abläuft, interessiert Sie nicht. Hauptsache, die Wäsche kommt sauber und geschleudert heraus.

Die einfache Absicht genügt, um dem reinen Bewusstsein den Rahmen zu geben, in dem es heilen soll. Die Absicht betrachtet eine Verletzung, als wäre sie schon geheilt. Das Bewusstsein erledigt die Arbeit. Sie müssen das Problem nicht klassifizieren, die Schmerzen in der Schulter nicht als Arthritis, Schleimbeutelentzündung oder einen anderen pathologischen Prozess benennen. Sie interessiert nur, was der »Klient mit der Schulter« – das können natürlich auch Sie selbst sein – will. Und der will Schmerzfreiheit, d. h. eine Korrektur der Abweichung vom rechten Pfad der Normalität. Dies gilt es, positiv als Absicht zu formulieren.

Sie müssen den Prozess lediglich aktivieren, der Rest wird für Sie bzw. die Person mit den Schulterschmerzen erledigt. Sie stoßen den Prozess nur an, sonst tun Sie nichts – und es passiert auch nichts mit Ihnen, zumindest nichts Negatives. Sie ziehen keine Krankheit auf sich. Positiv könnte sich die Anwendung für Sie auswirken, wenn Sie den Zustand des Wohlbefindens selbst verspüren, also einen harmonischen Gesamtzustand Ihrer selbst. Schließlich sind Sie ja auch durch die räumliche Nähe mit Ihrem Klienten verbunden, Sie sind in Resonanz miteinander und werden gewissermaßen mit beglückt.

*Vertrauen Sie der universellen Kraft lichtvoller Energien.*

## Was macht der Klient während der Anwendung?

Die Antwort auf diese Frage ist schnell gegeben: Der Klient macht während der Heilsitzung rein gar nichts. Auch wieder ganz einfach! Wie die ganze Methode. Er muss einfach geschehen lassen, nichts versuchen, sich nicht auf den Anwender konzentrieren, die eigenen Absichten nicht erneut wiederholen. Er kann es sich natürlich bequem machen, er kann die Augen schließen. Wenn sich Ihr Klient im Stand unsicher fühlt, kann er selbstverständlich eine Sitzgelegenheit wählen. In diesem Fall sollte er sich jedoch nicht anlehnen, da die Beurteilung einsetzender physischer Veränderungen so leichter vorgenommen werden kann. Führen Sie eine Selbstanwendung durch, sollten Sie zur eigenen Sicherheit sitzen oder liegen.

# Mögliche Reaktionen auf die Anwendung

Bei den energetischen Anwendungen von Matrix Inform wird eine direkte Anbindung an hohe lichtvolle Energien hergestellt. Diese haben die Eigenschaft, andere Schwingungen zu transformieren: Dichtere und/oder niedrigere Schwingungen verändern sich. Das bedeutet, dass sich direkte, sichtbare und vor allem spürbare Reaktionen zeigen können.

*Hohe Schwingungen haben die Eigenschaft, niedrige Schwingungen zu transformieren.*

Jeder Mensch hat sein eigenes energetisches Feld, Millionen unterschiedlicher Schwingungen. Verdichtete Schwingungen können den Energiefluss in der Matrix stören, verzerren, unterbrechen. Das kann erhebliche körperliche und natürlich auch seelische Störungen hervorrufen. Werden solche Verdichtungen verändert, kommt wieder Bewegung in Erstarrtes. Energie ist erneut im (Zu-)Fluss, und die Körperregion wird wieder belebt. Das ist etwa mit der gründlichen Reinigung eines Naturteichs im Garten vergleichbar: Zu Beginn wird alles aufgewirbelt, es sieht schlimmer aus als vorher, doch danach ist alles wunderbar klar und rein.

Reaktionen, die durch energetische Transformation hervorgerufen werden, können sich an gänzlich anderen Körperregionen zeigen. Sie können auch in tiefe emotionale Reaktionen münden: heftigstes Weinen, ausgelassenstes Lachen. Die Prozesse können sichtbar minutenlang anhalten, auf der subtilen Ebene den Klienten tage- und wochenlang begleiten.

Groteske Verdrehungen des Körpers sind ebenso möglich wie Zuckungen, Hin- und Herschwingen des ganzen Körpers, Zittern von Händen und Knien; sogar das Umfallen nach hinten oder auch nach vorn kommt vor!

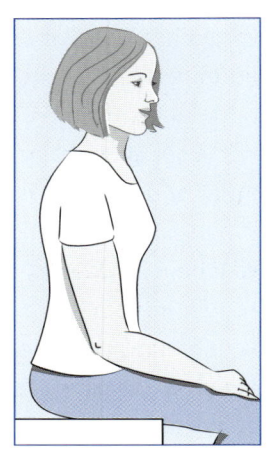

**ACHTUNG!** *Wenn Sie Matrix Inform im Stehen durchführen, sollten Sie immer für eine Absicherung sorgen, eine Matte o. Ä., damit*

Matrix Inform kann im Stehen, Sitzen und/oder Liegen angewendet werden.

*Sie sich beim eventuellen Umfallen nicht verletzen. Wenn Sie sich oder einen Klienten im Sitzen behandeln, bitte nicht anlehnen (siehe Abb.), damit werden feinere Reaktionen besser wahrnehmbar.*

# Transformation psychischer Prozesse mit Matrix Inform

Nun, wie ist es? Haben Sie schon Ihre ersten Übungen und Anwendungen hinter sich gebracht, Ihre ersten Erfahrungen mit der Methode gesammelt und Veränderungen zunächst auf der körperlichen Ebene beobachten können? Ausgezeichnet!

Dann sind Sie jetzt fit, um Matrix Inform auch dort einzusetzen, wo wahrscheinlich die meisten menschlichen Probleme angesiedelt sind – im psychischen Bereich, in dem, was im Unterbewusstsein seit Jahren und Jahrzehnten gespeichert ist.

Welche Ausbildung Sie auch haben, ob Sie medizinischer Laie oder erfahrener Therapeut sind: Trauen Sie sich die Anwendung bei allen möglichen Problemen zu. Denn eines sollten Sie schon aus dem Vorhergehenden gelernt haben: Matrix Inform ist ein Verfahren, das ohne Hilfsmittel auskommt, keine Medikamente oder Naturheilmittel einsetzt, keinen Energietransfer von Mensch zu Mensch beinhaltet und auf manuelle Behandlungen verzichtet.

Wenn Sie die Hände auflegen, den Körper auf Veränderungen hin scannen, ist das keine Therapie, die irgendwie feinstoffliche Belastungen neutralisiert.

Durch Matrix Inform gestalten wir Prozesse, die einmal schiefgelaufen sind und sich jetzt als körperliche oder emotionale Störung manifestieren, durch Bewusstseinsarbeit wieder neu. Ob Schmerzen auf körperlicher Ebene oder im seelischen Bereich bis hin zur Depression: Dies alles sind Hinweise darauf, dass der Mensch auf der Schwingungsebene durcheinandergeraten ist.

Und um das zu erkennen, benötigen Sie keine jahrelange schwierige Ausbildung. Schwingungsexperte sind Sie binnen kürzester Zeit, Sie erkennen die Störung. Matrix Inform bedeutet nichts anderes, als für Schwingungsharmonie zu sorgen, in den Zellen, Geweben und Organen – im ganzen Körper.

# Keine Angst vor »Seelenarbeit«!

Auch wenn wir den besonderen Aspekt, den wir bei der Durchführung der Anwendung berücksichtigen, nicht sehen oder sonst irgendwie körperlich lokalisieren können, ist das für die Methode nicht erforderlich: Wir sprechen vom alles umspannenden reinen Bewusstsein. Deshalb bitte keine Angst vor »Seelenarbeit« mittels Matrix Inform. Und bitte erinnern Sie sich immer wieder daran: Sie machen nichts, Sie heilen nicht. Sie stehen eigentlich nur aufmerksam daneben.

Vergleichen Sie körperlichen Schmerz mit seelischem Schmerz auf der quantenphysikalischen Ebene. Sehen Sie einen Unterschied? Nein! Also können Sie bei der »Psychotherapie« mit Matrix Inform ebenso vorgehen, wie Sie es inzwischen gelernt und auf körperliche Probleme angewendet haben.

Sie müssen gar nicht genau wissen, wo den Klienten im Unterbewusstsein der Schuh drückt. Das ist vielleicht auch ganz gut so. Der Anwender ist nicht gleich mit emotionalem Chaos konfrontiert und damit möglicherweise gedanklich blockiert oder vorgebahnt. Der Klient kann sich zunächst bedeckt halten und erst später, wenn er möchte und emotional dafür im Moment stabil genug ist, seine Seelenqualen erläutern.

*Angst – und das ist in der Regel die »Ur-Störung« – ist genauso eine veränderte Schwingung wie ein muskulär verspannter Nacken.*

# Blockaden durchbrechen

Fixieren Sie sich bei emotionalen Problemen nicht auf ein spezielles Ziel, akzeptieren Sie das Ergebnis, wie immer es sich auch darstellt. Schaffen Sie also zunächst eine für den Klienten entspannende Atmosphäre und bitten Sie ihn dann, sich die Situation zu vergegenwärtigen oder zumindest thematisch einzukreisen, woraus die seelische Verletzung oder der emotionale Schmerz entstanden ist. Das weitere Prozedere kennen Sie bereits:

► Suchen Sie sich einen auffälligen Punkt (beispielsweise einen Muskel) am Körper.
► Finden Sie den zweiten Kontaktpunkt.
► Verbinden Sie beide Punkte gedanklich und erspüren Sie diese Verbindung.
► Lassen Sie sich von Ihrer Intention leiten.
► Stellen Sie Gedankenleere her und atmen Sie aus.
► Lassen Sie los.

Ob der Partner, Klient oder Sie selbst Ärger, Wut, Schuld oder tiefe Trauer empfunden haben – mittels Matrix Inform durchbricht der Hilfesuchende seine Blockaden. Auch emotionale Probleme lassen sich mit Matrix Inform in den Griff bekommen. Testen Sie den Verlauf in Zusammenarbeit mit Ihrem Klienten wieder und wieder.

# Anwendung bei chronischen Beschwerden

Gehen Sie bei der Anwendung von Matrix Inform davon aus, dass Sie die Methode eventuell mehrmals hintereinander anwenden müssen, wenn Sie einen Klienten haben, bei dem sich ein Leiden chronifiziert hat. Wenn ein Thema nach kurzer Zeit oder einigen Versuchen nicht auf die Methode anspricht, denken Sie bitte nicht, dass Sie als Anwender versagt haben. Denn das haben Sie nicht! Behalten Sie stets im Gedächtnis, dass lediglich das reine Bewusstsein schaltet und waltet und damit weiß, was zu tun ist. Geben Sie nur oft genug die entscheidende Hilfestellung, alles andere liegt nicht in der Hand des Anwenders.

*Es gilt in jedem Fall, die ursächlich verantwortliche Schwingung zu transformieren. Diese kann bei länger anstehenden Themen verdeckt sein. Wie bei einer Zwiebel wird dann Schale für Schale transformiert.*

## Umfangreichere Themenstellung

Bei chronischen Beschwerden ist meist das Thema etwas umfangreicher und mehrfach geschichtet, deshalb aber nicht schwieriger durchführbar hinsichtlich der Anwendung. Die Schwere einer Erkrankung gibt uns nicht vor, dass wir als Anwender die Absicht besonders intensiv und mit noch mehr »Druck dahinter« formulieren müssten. Es ändern sich lediglich das Thema und die Formulierung der Absicht – alles andere bleibt gleich, egal ob eine Sitzung nun fünf Minuten dauert oder eine ganze Stunde.

Im Vorgehen am Klienten könnte sich höchstens darin etwas ändern, dass Sie die Anwendung gleich von Anfang an im Liegen durchführen, wenn der Klient schon körperlich sehr schwach oder bettlägerig ist. Welche Kontaktpunkte Sie benutzen, ist völlig unerheblich. Egal ob Herz oder Solarplexus, Kopf oder Bauch: Entschei-

dend sind der stimmige Kontakt in Ihren Händen und das sich aus-
breitende Wohlgefühl. Bei chronischen Beschwerden laufen die Anwendungen von Matrix Inform demnach ebenfalls in der bekannten Weise ab. Auch wenn Ihr Klient an einer Krebserkrankung, an
Diabetes mellitus oder einem überstandenen Herzinfarkt leidet:
Führen Sie die Standardanwendung (siehe S. 112) durch.

*Ein physischer
Körper ist verdichtete
Energie, umgeben
von einem feinstoff-
lichen Energiefeld.
Unabhängig davon,
ob Sie den Körper
direkt oder indirekt
berühren, können
Sie eine Matrix-
Inform-Anwendung
durchführen.*

# Anwendung ohne Berührung

Wir verraten Ihnen noch ein Geheimnis: Wenn Sie ausreichend Erfahrung gesammelt haben, ist es nicht mehr nötig, den Körper
eines Klienten mit Ihren Händen zu berühren. Sie tauchen mit Ihren
Händen, trotz körperlicher Distanz, in den Energiekörper Ihres Partners ein, dort spüren Sie die Veränderungen. Und vielleicht sehen
Sie, wenn Sie eine gewisse Art von Hellsichtigkeit entwickelt haben
oder schon besitzen, die Heilimpulse welcher Art auch immer aus
dem Bewusstsein heraus auftauchen und im Klienten Form annehmen. Erinnern Sie sich an die Aussagen ganz zu Anfang dieses Buches? Als wir entsprechend quantenphysikalischen Wahrscheinlich-
keiten gesagt haben, dass der Beobachter die Realität durch seine
Beobachtung schafft?

Geben Sie Ihrem Partner und natürlich auch sich selbst, wenn Sie
die Methode bei sich anwenden, genügend Zeit, um wieder ins Lot
zu kommen – vor allem, wenn sich tiefe Entspannung oder auch
Müdigkeit eingestellt haben. Das ist reines Bewusstsein mit seiner
heilenden Gegenwart. Gönnen Sie dem Bewusstsein und sich die
benötigte physiologische Ruhe, auch wenn es scheint, als sei nichts
geschehen.

## Korrekturen an Wirbelsäule und Becken

Jede Art von Stress verursacht zunächst eine Anspannung der Halswirbelsäule und der damit verbundenen Muskulatur. Da wir von Natur aus nicht seitengleich sind, verspannen sich die Muskeln der Halswirbelsäule ebenfalls nicht seitengleich. Das möchten wir Ihnen durch die nachfolgende Übung verdeutlichen.

Führen Sie die Übung im Sitzen mit nicht angelehntem Rücken oder besser im Stehen durch, um das Problem besser nachvollziehen zu können (Abb. 1).

Legen Sie den Kopf seitwärts in Richtung Schulter (Abb. 2); dadurch simulieren Sie eine starke Hals-Nacken-Verspannung. Von Natur aus läuft kein Mensch so durch die Gegend, da sein Gleichgewichtsorgan, das im Kopf sitzt, den Kopf automatisch aufrichtet. Bewegen Sie nun den Kopf wieder in die Ausgangsposition, lassen den Abstand zur Schulter aber unverändert (Abb. 3). Was passiert in Ihrer Wirbelsäule?

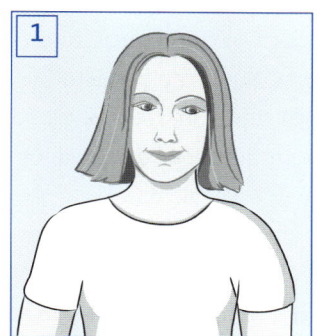 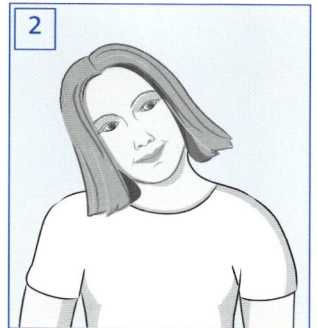 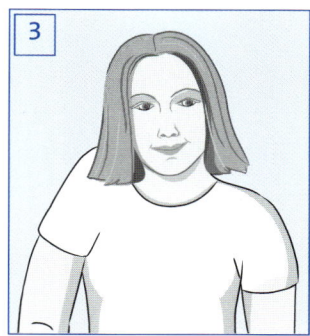

Richtig: Die Wirbelsäule kompensiert, gleicht also die Anspannung der Halswirbelsäulenmuskulatur aus. Sie verbiegt sich, wobei das Becken schief gezogen wird (S. 122, Abb. 4–6).

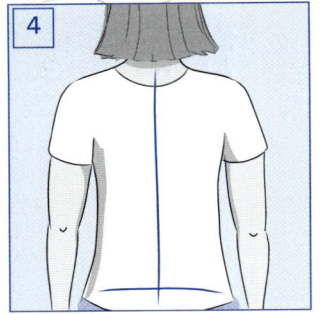
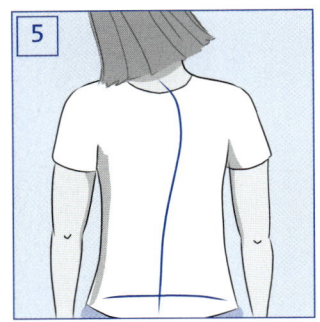
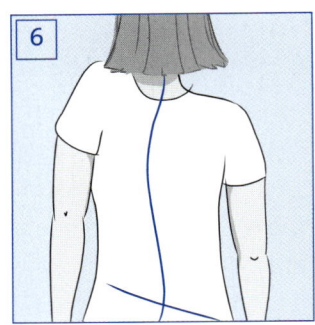

Stellen Sie sich nun vor, dass Ihre Halswirbelsäule durch Dauer-stress einer ständigen Verspannung ausgesetzt ist. In der Folge ver-spannt sich die gesamte Muskulatur, zuerst entlang der Wirbel-säule, später über den ganzen Körper verteilt. Als Erstes verzieht sich also die Halswirbelsäule, dann die gesamte Wirbelsäule. Span-nungen auf der einen Körperseite werden durch Spannungen auf der Gegenseite kompensiert, und es entstehen neben Kopf-, Na-cken- und Rückenschmerzen funktionell bedingte Beckenschief-stände. Zusätzlich geraten die aus der Wirbelsäule rechts und links austretenden Spinalnerven unter Druck. Daraus entstehen Schmer-zen, die in Rücken und Beine ausstrahlen.

Statistische Untersuchungen untermauern die Bedeutung gerade dieser Störungen: In Deutschland werden 50 Prozent aller Krank-schreibungen wegen Rückenschmerzen ausgestellt, 30 Prozent der Männer und Frauen klagen täglich über Rückenschmerzen. Sehen Sie Behandlungspotenzial mit Matrix Inform? Mit der Zwei-Punkt-Methode können Spannungen in der Muskulatur gelöst werden; die Wirbelsäule kann sich wieder in ihre natürliche Position aufrichten, ein funktionell bedingter Beckenschiefstand korrigiert sich.

Sie haben die Möglichkeit, Matrix Inform etappenweise durchzu-führen. Nehmen Sie sich dazu die Wirbelsäule abschnittsweise vor:

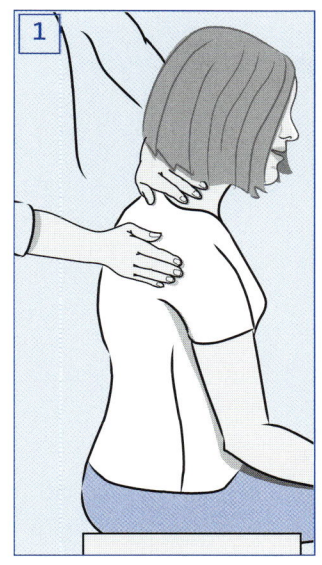 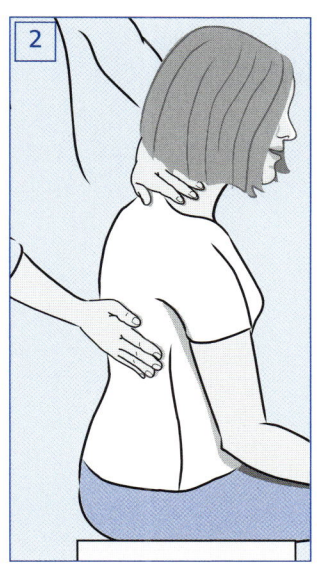 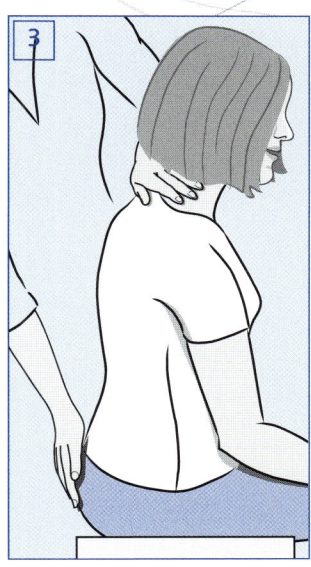

zuerst die Halswirbelsäule (Abb. 1), dann die Brustwirbelsäule bzw. einen Teilbereich davon (Abb. 2). Oder Sie behandeln die gesamte Wirbelsäule zwischen Hinterhaupthöckern und Steißbeinspitze auf einmal (Abb. 3). Kontrollieren Sie nach und verbessern Sie gegebenenfalls durch Wiederholung.

# Einsatz nach Stürzen und Verletzungen

Durch welchen Mechanismus oder welche Ursache es auch zu einem Sturz oder einer Verletzung gekommen sein mag – ob im Sport oder im Haushalt, im Beruf oder beim Einkaufen: Auch hier arbeiten wir wieder auf der energetischen Ebene.

*Drängen Sie sich als Matrix-Inform-Anwender nicht auf – jeder hat das Recht, über seine Gesundheit bzw. Krankheit und den Umgang damit frei zu entscheiden. Tipps und Hinweise auf Matrix Inform halten wir aber für legitim.*

Energetisch gesehen sind Unfälle und Stürze sogenannte Aufladungen. Diese Ladungen ballen sich im morphischen Feld einer Person zusammen. Wird eine bestimmte Intensität dabei überschritten, muss wie bei einem Gewitter eine direkte und sofortige Entladung stattfinden. Je zeitnäher nach einem Sturz oder Unfall die Anwendung mit Matrix Inform erfolgen kann, desto effektiver ist erfahrungsgemäß die Wirkung. Nach einem Foul sollte also beispielsweise direkt auf dem Fußballplatz behandelt werden.

Die Vorgehensweise wird durch drei Arbeitsschritte bestimmt:

▸ Zunächst wird die Muskulatur an der Wirbelsäule mittels der Zwei-Punkt-Methode entspannt.
▸ Das mit dem Sturz oder Unfall einhergehende Trauma wird auf der seelischen Ebene beleuchtet und anschließend transformiert.
▸ Das Trauma auf der körperlichen Ebene wird entsprechend der geübten Methode über die korrespondierenden beiden Punkte behandelt.

*An dieser Stelle wollen wir Ihnen für die Schmerztherapie noch einige Beispiele aus der alltäglichen Praxis geben, die auch für die Selbstanwendung geeignet sind.*

# Sonstige Anwendungsbereiche

## Kopfschmerzen

Der erste Punkt liegt am sogenannten Dritten Auge, innen am Ende der Augenbraue. Alternativ können Sie auch einen Punkt im Bereich Auge/Jochbein wählen. Der Punkt für die andere Hand befindet sich an der Halswirbelsäule.

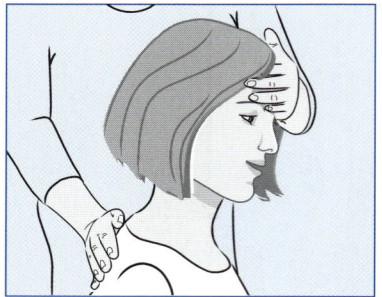

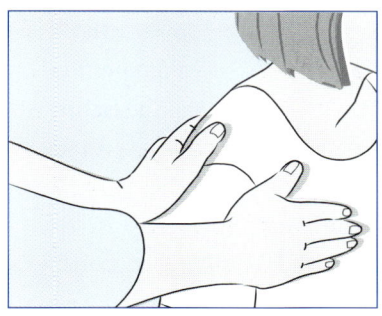

## Schulterschmerzen

Bei dieser Behandlung wird die schmerzende Schulter zwischen beide Hände genommen; der erste Punkt liegt demnach vorn am Schultergelenk, der zweite Punkt im Bereich des Schulterblattes.

Es gibt keine Regel dafür, welche Punkte für welche Anwendung die besten sind. Auch gibt es keine begrenzte Anzahl von korrespondierenden Punkten. Entscheidend ist die hergestellte Verbindung zwischen Ihren Händen.

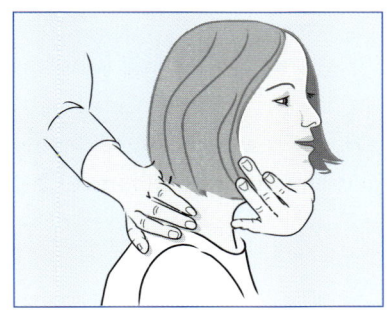

## Schmerzen im Kieferbereich mit Verspannungen

Der erste Punkt zur Behandlung dieser Beschwerden liegt am Kieferast, d.h. an den beiden Außenpunkten des Kiefers. Der zweite Punkt liegt an den beiden Hinterhaupthöckern.

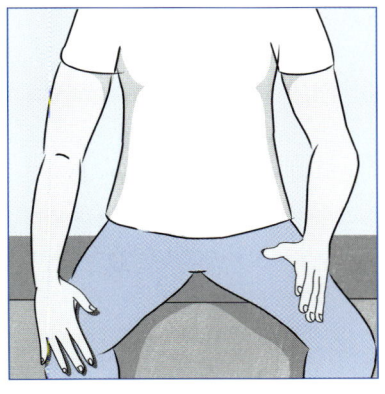

## Schmerzen am Knie

Legen Sie eine Hand auf das schmerzende Knie. Scannen Sie den Körper mit der anderen Hand und suchen Sie den korrespondierenden zweiten Punkt, auf den Sie dann die andere Hand legen. Verfahren Sie mit anderen schmerzenden Stellen am Körper ebenso.

### Menstruations-beschwerden

Finden Sie zur Behandlung von Menstruationsbeschwerden die erste Stelle am Unterbauch, die zweite Hand legen Sie wieder korrespondierend auf. Verfahren Sie in all diesen Fällen wie üblich.

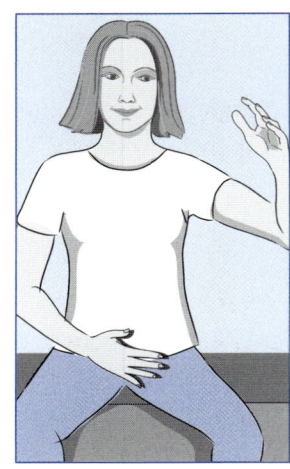

# Fernanwendung mit Surrogat

*Alles ist mit allem verbunden! Kraft Ihrer Intuition leiten Sie lichtvolle Energien zielgerichtet auf verdichtete Schwingungen.*

Gleich zur Beruhigung: Eine Fernanwendung ist ebenso leicht wie die direkte Anwendung an einem Klienten in unmittelbarer Nähe. Sie haben ihn ja auch in Ihrer Nähe – durch die Matrix. Dieses Energiegewebe kennt keinen örtlichen Unterschied, alles ist »hier«. Eine in der materiellen Welt sehr weit entfernte Person ist tatsächlich – im energetischen Sinne – in Ihrer unmittelbaren Nähe. Sie müssen nur noch mit dieser Person in Resonanz treten.

Es ist also letztlich egal, wo sich die Person momentan gerade aufhält. Es reicht die Stimme am Telefon, es reicht der Gedanke, ein Foto, der Name mit Geburtsdatum. Die Entfernung spielt keine Rolle, wie Experimente zu diesem Thema bewiesen haben.

Diese Kommunikation über den »Matrix-Äther« muss also von unserer besonderen und fundamentalen Art sein, das etwas andere als der magnetische oder elektromagnetische Einfluss. Ein elektromagnetischer Einfluss wird nämlich mit der Entfernung schwächer, genau wie von einer Bewegung ausgelöste Signale im Körper. Also können wir zu Recht vermuten, dass es sich ganz typisch um reines das Anwender und Klient über die Entfernung verbindet. Es ist immer und überall. Die Gedanken erzeugen das entsprechende Energiefeld. Bemüht man die Quantenphysik, können wir das Phänomen der Verschränkung (siehe S. 37) zitieren.

## Das Surrogat als Hilfestellung

Unter einem Surrogat versteht man einen Platzhalter, eine Person oder einen Gegenstand, der die Stelle Ihres Klienten einnimmt. In ähnlicher Weise funktioniert auch die Methode mit unbekannten Personen bei der sogenannten Familienaufstellung. Anstelle des Klienten nehmen Sie nun beispielsweise einen Teddybär, eine Kuscheldecke oder einen anderen Gegenstand und führen Matrix Inform an diesem Gegenstand durch. Genau so, als wäre der Klient persönlich in greifbarer Nähe. Allerdings ist es zuvor erforderlich, das Thema mit dem Klienten gemeinsam zu formulieren, ebenso wie die Intention, die Absicht. Dabei müssen Sie schon an den Klienten denken, damit die Wirkung auch tatsächlich bei diesem ankommt und nicht etwa beim Teddybär.

*Bei der Familienaufstellung wählt der Klient Stellvertreter für seine Familienmitglieder, die er intuitiv im Raum aufstellt, um so einer bestimmten Fragestellung auf die Spur zu kommen.*

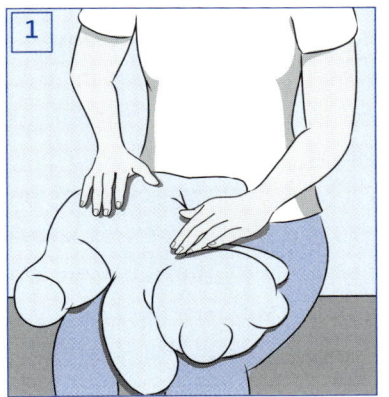
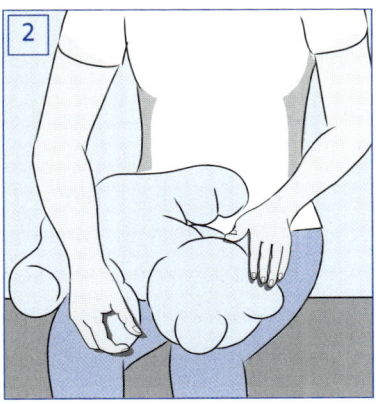

# Aufpassen ist angesagt!

Wenn Sie Matrix Inform aus der Distanz heraus anwenden, gibt es bei der praktischen Durchführung der Methode keine besonderen neuen Aspekte. Lassen Sie Ihrer Fantasie freien Lauf, nur Ihre Vorstellungskraft erlegt Ihnen die Beschränkung auf. Wenn Sie die Anwendung durchgeführt haben, können Sie »auflegen«, beiseitetreten. Die Arbeit ist erledigt. Und auch mit Tieren können Sie per Fernanwendung arbeiten.

**LEDIGLICH DEM SICHERHEITSASPEKT** *sollten Sie besondere Aufmerksamkeit schenken. Achten Sie darauf, dass sich Ihr Klient in einer abgesicherten Umgebung befindet, nicht unbeobachtet umfällt und sich verletzt und auch keinesfalls Auto fährt.*

Denken Sie auch daran, beispielsweise einen Rückruftermin zu vereinbaren, um sicherzugehen, dass bei Ihrem Klienten alles in Ordnung ist. Führen Sie darüber hinaus eine Matrix-Inform-Anwendung nur bei demjenigen durch, mit dem Sie sich darüber abgesprochen haben. Niemand sollte unfreiwillig mit einer Matrix-Inform-Anwendung in Kontakt gebracht werden.

*Ein Tipp zum Sprachgebrauch: Sprechen Sie nicht von Fern-»Heilung«, die ist in Deutschland nämlich verboten.*

# Absprache mit dem Arzt

Matrix Inform hat das Potenzial, für alle vorstellbaren Probleme eine Lösung zu entwickeln. Die Methode lässt sich für jede Art von Gesundheitsproblemen oder Lebensthemen einsetzen.

Einen Alleinvertretungsanspruch erhebt Matrix Inform jedoch nicht. Klient wie Anwender sollten sich bei gesundheitlichen Problemen stets überlegen, diese Methode eventuell mit den traditionellen Praktiken der Schulmedizin sowie mit alternativen Behandlungsverfahren zu kombinieren. Unserer Ansicht nach kann das

Verfahren, mit anderen Praktiken kombiniert, den Heilerfolg nur unterstützen und damit möglicherweise auch die Regenerationszeit
erheblich verkürzen.

Allerdings muss sich ein angestrebtes Ziel nicht sofort erreichen
lassen. Es können schließlich auch noch andere Ursachen und weitere unbemerkte Probleme vorliegen, die mehrere Sitzungen erforderlich machen. Wie beim Dominospielen: Es müssen nicht immer
sofort alle Steine umfallen.

Noch ein wichtiger Hinweis: Mit diesem Buch soll keineswegs die
Empfehlung ausgesprochen werden, zukünftig auf ärztlichen Rat
oder sonstige professionelle Hilfe zu verzichten. Kennt der Patient
aber Matrix Inform, bietet die Methode ihm eine Chance, den Arzt
auf Behandlungsalternativen aufmerksam machen zu können, weil
er davon gehört oder die Methode schon einmal an sich selbst erlebt hat.

## Matrix Inform im Überblick

Sie haben die Fähigkeit, Matrix Inform überall und jederzeit anzuwenden, bei sich selbst oder bei anderen. Um es erneut zu betonen
und für Sie als Anwender noch einmal ganz deutlich zu sagen: Sie
sind »nur« der Anwender dieser Methode und nicht der Heiler eines
Patienten. Der Klient induziert seine Heilung selbst, Sie leisten
dabei lediglich Hilfestellung. Sie arbeiten mit der Kraft des reinen
Bewusstseins und stellen die Weichen dafür, dass eine Heilung
stattfinden kann. Mehr nicht!

▶ Damit gehört zur **VORBEREITUNG** einer Matrix-Inform-Anwendung,
dass derjenige, der die Anwendungen bei einem Klienten durch-
führt, sich zunächst selbst an die Kandare nimmt und nicht darüber
nachdenkt oder vorformuliert, wie die Heilung auszusehen hat.

*Kein Mensch kann einen anderen hei-
len. Sie können le-
diglich Bedingungen
schaffen, dass die
Selbstheilungskräfte
eines Menschen zur
Wirkung kommen
können. Heilen muss
jeder sich selbst.*

Damit beeinträchtigen Sie den Heilungsvorgang: Sie versuchen, mit Ihren Gedanken zu heilen. Das können Sie ruhig dem Universum überlassen. Und versuchen Sie nicht, Energie in den Klienten »hineinfließen zu lassen«, nur weil Sie zunächst vielleicht keine Veränderungen bemerken.

▸ Teilen Sie dem Klienten auch gleich zu Anfang der Sitzung mit, dass Sie nicht wissen, wann die heilenden Impulse sich bemerkbar machen werden, ob sofort oder ob überhaupt. Die Veränderungen am oder im Klienten müssen nicht sofort stattfinden; es kann Tage dauern, bis sich eine WIRKUNG bemerkbar macht. Weisen Sie auch darauf hin, dass es notwendig werden kann, Matrix Inform mehrmals hintereinander anzuwenden.

*Die besten Ergebnisse erzielen Sie als Anwender, wenn Sie sich in einer ausgeglichenen, harmonischen Stimmung befinden.*

▸ Die ATMOSPHÄRE, in der eine Matrix-Inform-Anwendung stattfindet, ist für den Erfolg der Methode absolut nicht ausschlaggebend. Sie können Matrix Inform in der U-Bahn genauso gut anwenden wie auf einem Autobahnparkplatz oder in der ruhigen und entspannten Atmosphäre Ihrer lichtdurchfluteten und aromatisch duftenden Praxis. Dass wir diesen Bereich bevorzugen, erklärt sich sicherlich von selbst.

▸ In welchem PSYCHISCHEN ZUSTAND Sie sich selbst befinden, ist ebenfalls nicht entscheidend, wenn Sie wie beschrieben vorgehen. Dabei ist es auch egal, ob Sie die Methode bei sich selbst anwenden oder bei einem Klienten. Die Wirkung in einer entspannten Atmosphäre ist aber sicherlich besser.

▸ Arbeiten Sie auf der körperlichen Ebene, können Sie zur VERLAUFSKONTROLLE beispielsweise mit einer Schmerzskala arbeiten. Oder Sie spüren an den Veränderungen in der Muskulatur, ob eine Wirkung eingetreten ist.

▸ Entscheiden Sie, ob Sie die Methode im Stehen, Sitzen oder Liegen durchführen. Wenn die Klienten stehen, sind Reaktionen deutlicher zu beobachten. Denken Sie an die Gefahr des plötzlichen und schnellen Umfallens, weil sich die Muskulatur schlagartig entspannen kann. Sorgen Sie für optimale **ABSICHERUNG.**

▸ Führen Sie sowohl bei der Selbstanwendung als auch beim Klienten die **ZWEI-PUNKT-METHODE** durch:

   ▸ Fixieren Sie das Thema, sofern noch nicht geschehen (z. B. Nackenverspannungen).

   ▸ Suchen Sie die korrespondierenden Punkte auf – scannen Sie den Körper.

   ▸ Formulieren Sie die Absicht.

   ▸ Sorgen Sie für Gedankenstille im eigenen Kopf und atmen Sie aus.

   ▸ Lassen Sie die Welle kollabieren (siehe dazu auch S. 34ff.), nehmen Sie die Hände vom Körper und treten Sie zur Seite.

▸ Halten Sie den Klienten unter **BEOBACHTUNG.** Möglicherweise braucht dieser im Anschluss an die Anwendung etwas Zeit, sich neu zu orientieren. Besonders dann, wenn in kurzer Zeit viel körperlicher Stress und seelische Belastungen aufgelöst werden. Das sollten Sie auch bei einer Selbstanwendung beherzigen.

▸ Entscheiden Sie in Absprache mit dem Klienten sowie mittels Ihrer Intuition, ob Sie eine **WEITERE ANWENDUNG** anschließen oder ob Sie es mit dieser Sitzung zunächst einmal bewenden lassen. Es gibt keine Regeln, die besagen, dass man nur eine Anwendung pro Tag durchführen dürfte. Dies hängt davon ab, wie es sich für die Beteiligten am besten anfühlt. Der bekannte Spruch: »Viel hilft viel« ist bei der Anwendung von Matrix Inform sicher nicht zutreffend.

▸ Zur Vorbereitung einer weiteren Anwendung können Sie, sofern der Klient dafür zugänglich ist, ein kurzes **FEEDBACK** erfragen. Sie verstehen damit nicht nur besser, wie die Methode funktioniert, Sie können sich dadurch auch entschieden besser auf Ihren Klienten

*Manchmal reicht eine Verbindung zu den lichtvollen Energien aus, um bei einem Menschen intensive Transformationsprozesse in Gang zu setzen. Warten Sie dann voller Vertrauen ab. Es geschieht nichts, was nicht geschehen darf.*

einstellen. So wäre es bei der folgenden Anwendung hilfreich zu wissen, ob etwa das gleiche Thema erneut aufgegriffen oder ein Themenwechsel durchgeführt werden sollte. Verschlimmern sich die Beschwerden im Anschluss an eine Sitzung, sollten Sie diese Reaktion richtig einschätzen können und auch den Klienten entsprechend informieren: Das ist eine ganz normale Reaktion. Geht es dem Klienten während der Anwendung deutlich schlechter und will der Klient nicht weitermachen, brechen Sie die Sitzung an diesem Punkt ab. Dann ist vielleicht auch ein Themenwechsel angezeigt. Akzeptieren Sie auf jeden Fall das Verhalten des Klienten, wie immer es auch aussehen mag.

# Fallbeispiele

## Aus der Praxis lernen

Grundsätzlich muss jeder Anwender seinen eigenen Weg mit der Methode finden, um die zahllosen Probleme und Fragen der Klienten oder bei sich selbst in den Griff zu bekommen. Wie bereits dargestellt, geht es pro Sitzung jeweils nur um ein Thema und die Formulierung der Absicht – den Rest erledigt das Universum, und zwar in der Zeit, die es dafür als notwendig erachtet.

Wenden wir uns noch einmal unseren beiden Fallbeispielen Hermann (siehe S. 27ff.) und Brigitte (siehe S. 45ff.) zu. Bei Hermann besteht das Hauptproblem, das Thema, sicherlich in den muskulären Veränderungen bzw. in der Zerstörung der Muskulatur. Deshalb steht hier das Anhalten des Immunprozesses, das Arbeiten auf zellulärer Ebene im Vordergrund. Daran schließt sich dann die Suche nach dem Warum an.

*Jede ausgelöste Transformation verändert das Energiefeld. Dies bewirkt in Folge eine veränderte Ausstrahlung und eine veränderte Anziehung. Ihr Leben verändert sich.*

## Entscheiden Sie intuitiv

Doch genauso gut könnte man den Weg von der anderen Seite beschreiten. Lösungswege werden intuitiv beschritten; schließlich wird ja nicht nur ein Weg ausgesucht, in vier Wochen der nächste, und die Zeit dazwischen ist verlorene Zeit. Viele Ansätze sind möglich. Einen »Anwendungsmarathon« muss es nicht gleich beim ersten Zusammentreffen geben, die Hilfswilligkeit in allen Ehren. Die Intuition liefert Ihnen da schon das richtige Maß, und zwischendurch können Sie ja mal »oben« anfragen.

Auch bei Brigitte gibt es kein Patentrezept. Gewirkt hat die Methode. Ob man sich zuerst auf das Restless Legs Syndrom (RLS) konzentriert, auf die Schmerzen oder die Schlafstörungen, ist unserer Ansicht nach nicht ausschlaggebend. Das wahrscheinlich dahintersteckende Ur-Thema, der Stress in der Familie, wurde zwei Wochen nach der ersten Behandlung aufgelöst, und damit waren die Probleme offensichtlich erfolgreich beseitigt.

*Alles ist Information, Energie und Schwingung – ein körperliches Thema oder ein psychisches Thema, das spielt keine Rolle. Ändert sich die Schwingung, ändert sich das Thema.*

Um mögliche Lösungsansätze noch etwas zu verdeutlichen, möchten wir Ihnen im Folgenden einige weitere Fälle aus der Praxis mit Matrix Inform vorstellen.

# Probleme in der Schule

Andre ist 14 Jahre alt und besucht als Hauptschüler die 8. Klasse. Seine Probleme in der Schule hat er jedoch schon seit dem zweiten Schuljahr: Die Schule ist für ihn ein absoluter Graus, er will nur raus aus dieser »Hölle«. Schule gleich Weinkrampf!

Es fand eine erste Anwendungsserie mit den folgenden Themen statt:

▸ Stress in der Schule
▸ Angst vor schlechten Noten
▸ Stress mit dem Physiklehrer

Dadurch kam es zu einem sofortigen entspannten Zustand, Andre wurde deutlich »lockerer«. Dieser Zustand vertiefte sich weiter: Bereits bei der zweiten Sitzung war der Junge entspannt und gut gelaunt. Insgesamt hat sich Andres Situation inzwischen so weit gefestigt, dass er die Schule nun gern besucht, selbstständig die Hausaufgaben erledigt, freiwillig lernt und an Arbeitsgemeinschaften in der Schule teilnimmt. Auch das Interesse an zusätzlicher Qualifikation außerhalb der Schule ist gestiegen.

# Angst vor der Führerscheinprüfung

Corinna geht auf das Gymnasium. Hier hat sie keinerlei Probleme, sie ist eine gute Schülerin. Wie viele andere 17-Jährige auch macht sie den Führerschein »Begleitetes Fahren«. Doch hier schlottern ihre Knie, wenn sie an die kommende Prüfung und den Prüfer denkt. Der Prüfer soll angeblich ein ganz strenger sein.
Den Ansatzpunkt für unsere Behandlung mit Matrix Inform boten die Themen »Angst« und »Blockaden«. Ihre Prüfung hat Corinna anschließend souverän hinter sich gebracht, sie war »total cool«. Der Fahrprüfer war absolut nett und freundlich, er lobte Corinna sogar ausdrücklich für die ausgezeichnete Fahrleistung.

*Angst kann den Energiefluss so stark blockieren, dass ein Mensch regelrecht erstarrt. Doch auch Angst ist nur eine Schwingung, die sich wie andere Schwingungen auch transformieren lässt.*

# Probleme mit dem Darm – Colitis ulcerosa

Seit fünf Jahren hat Alexander schwerste Colitis ulcerosa, er leidet an Geschwüren im Darm. Die damit üblicherweise verbundenen Durchfälle sind bei ihm besonders häufig: 15- bis 18-mal pro Tag, sehr schmerzhaft, absolut schwächend. Für die Schulmedizin lag die einzige noch machbare Lösung in einer Darmoperation. Das hätte für den jungen Mann im Alter von 27 Jahren die Entfernung des Dickdarms und die Anlage eines künstlichen Darmausgangs bedeutet. Sicherlich keine schöne Prognose.

Nach den ersten Behandlungen mit dem Thema »Colitis ausheilen« in Verbindung mit Akupunktur ging es Alexander so gut, dass die Operation erst einmal abgesagt werden konnte. Weitere Behandlungen fanden mit den Themen »Angst« und »Familienkonflikte« statt, da in Alexanders gesamter Familie eine ausgeprägte Darmproblematik bestand.

Heute hat sich die Situation weiter entspannt: Nur noch zwei Toilettengänge täglich sind nötig, und das ohne Schmerzen. Die behandelnden Ärzte verstehen die Welt nicht mehr, denn auch die Blutwerte sind mittlerweile völlig in Ordnung: »Kann alles nicht sein. Das ist eine Verwechselung!« Nein – war es nicht! Matrix Inform macht's möglich.

*Körperlichen Leiden liegen energetische Störungen zugrunde. Ungelöste Konflikte, unverarbeitete Traumata wirken als zerstörerische Programme.*

# Die »Familienschande«

Martina hat extremen Stress mit ihrem 58 Jahre alten Vater. Sie selbst ist 34 Jahre alt und hat ein dreijähriges Kind aus einer nichtehelichen Beziehung. Der Vater kann mit dieser »Schande«, wie er es nennt, nicht leben. Den Kontakt zu seiner Tochter schränkte er auf ein Minimum ein. Während der Vater keinen Sinn in einer Matrix-Inform-Anwendung sah, ging Martina gern darauf ein. Die erste Behandlung fand mit dem Thema »Schuldgefühle« statt. Kurze Zeit später lockern sich bei Martina die schmerzhaft verspannten Muskeln im Hals- und Schulterbereich, sie wird deutlich entspannter.

# Die Kirchenglocken

Immer wenn die Kirchenglocken läuten, gerät Jürgen in eine extrem traurige Grundstimmung. Jürgen ist auf dem Land groß geworden, konnte nach Herzenslust in der freien Natur spielen. Es gab nur eine Einschränkung: Die Kirchenglocken setzten dem munteren Treiben ein Ende. Die gestrenge Mutter befahl zu diesen Zeitpunkten: »Essen fassen!«

Auch als dieses alte Trauma längst kognitiv, also verstandesmäßig erfasst war, löste sich Jürgens traurige Grundstimmung nicht auf – die Glocken läuteten sehr oft in Jürgens Wohngegend. Doch im Zusammenhang mit einer thematisch anders akzentuierten Matrix-Inform-Anwendung konnte sich dieser emotionale Knoten bei Jürgen vollständig auflösen.

# Der Sturz vom Pferd

Werner hat eigentlich kein Problem mit Pferden. Im Gegenteil. Er reitet selbst und hatte eigentlich nie Angst vor den Tieren. Doch seitdem eine etwas unruhige Stute mit ihm durchgegangen ist und nach drei Minuten Kampf mit dem Pferd die Reitstunde auf dem Grasboden endete, bekommt Werner schon schweißnasse Hände, wenn er nur ein Pferd sieht. Es ist deutlich, wie sehr er unter diesem Trauma leidet, obwohl kein körperlicher Schaden eintrat.

Nach der Behandlung mit Matrix Inform lacht Werner, kann das Erlebnis völlig entspannt rekapitulieren und darüber sprechen. Das Trauma ist aufgelöst. Er hat jetzt ein ganz anderes Verständnisproblem: Wie kann eine so tief sitzende Angst so schnell und so plötzlich verschwinden?

Eltern erziehen im guten Glauben ihre Kinder, dabei werden vielschichtige Programme erzeugt und nachhaltig gesetzt. Über das Unterbewusstsein wirken sich diese Programme ein Leben lang aus, ohne dass es den betroffenen Personen bewusst ist.

# Die Angst des Torwarts beim Siebenmeter

Walter ist ein sehr talentierter junger Handballspieler, Torhüter mit großen Zukunftschancen. Allerdings ist dieser Stern in der letzten Zeit im Sinken begriffen: Kaum kann Walter ein paar Bälle nicht halten, ist er derartig demoralisiert und »fertig«, dass er regelmäßig ausgewechselt werden muss. Wo liegt das mentale Problem?

Walter hat einen Antreiber mit Peitsche in sich. Als Spieler gilt für ihn immer nur: »Sei perfekt!« Daher kommen die Spitzenleistungen und seine innere Motivation. Macht Walter jedoch Fehler, kommt auch hier wieder die Peitsche – als Strafe.

Das Selbstvertrauen wird mittels Matrix Inform zurückgeholt und stabilisiert. In den nachfolgenden Spielen zeigte Walter wieder die alte Klasse.

# Energiearbeit

## für mehr Kraft im Leben

Wenn Sie inzwischen Lust auf noch mehr Energiearbeit mit Matrix Inform bekommen haben, möchten wir Ihnen im Folgenden weitere Möglichkeiten vorstellen, mit der Methode zu arbeiten. Und natürlich geht es auch hier wieder um Ihren Körper, um Ihr Wohlergehen. Zum einen möchten wir Ihnen zeigen, wie Sie mit Matrix Inform in Ihrer Wohnung oder an Ihrem Arbeitsplatz für ein »prima Klima« sorgen können. Wiederum mit Rückgriff auf Experimente aus der Quantenphysik: Sie lernen das »Phantom der Quantenwelt« kennen. Zum anderen möchten wir Ihnen ungewöhnliche Eigenschaften eines ganz besonderen Elements vorstellen: des Wassers. Wir möchten Ihnen zeigen, wie Sie es als hochpotentes Informationsmedium nutzen können.

*Unbewusst hinterlässt jeder Mensch energetische Spuren.*

## Der Phantomeffekt der DNA – Schluss mit »dicker Luft«!

Die Trägerin der Erbinformation, die DNA – zu Deutsch: DNS für Desoxyribonukleinsäure –, spielt in unserem Leben eine wichtige Rolle. Zu großer Bedeutung in der Kriminaltechnik und Gerichtsmedizin aufgestiegen ist der sogenannte genetische Fingerabdruck, denn dieser Bauplan der Zellen enthält auch bestimmte Aminosäurenmuster, die bei jedem Menschen einzigartig sind und mit denen sich ein Individuum eindeutig identifizieren lässt: als Täter, als unschuldig Verurteilter, als Vater eines Kindes oder auch als potenzieller Knochenmarkspender.

Als Untersuchungsmaterial für die Molekulargenetiker in einer kriminaltechnischen Abteilung oder einem wissenschaftlichen Institut reicht ein winziger Tropfen Blut, ein Haar mit Haarwurzel, ein Tropfen Speichel, eine Hautschuppe oder ein Fingerabdruck der herkömmlichen Art.

Im Rahmen der Erforschung des quantenphysikalischen Nichts konnte mit der DNA, diesem Molekülfaden in der Zelle, der mit seiner Doppelhelixstruktur wie eine gedrehte Strickleiter aussieht, eine besondere Eigenschaft menschlicher Gene nachgewiesen werden: Gene, also Eiweißmoleküle und komplette Zellen, können durch menschliches Bewusstsein beeinflusst werden, auch über größere Entfernungen hinweg.

*Gene enthalten nicht nur Erbinformationen; sie können durch menschliches Bewusstsein beeinflusst werden.*

## Das Experiment mit DNA und Photonen

In einem abgeschlossenen Raum, einer Röhre, befanden sich Photonen, die sich völlig willkürlich und unregelmäßig verteilten. Dann wurde menschliche DNA ebenfalls in diese Röhre eingebracht. Nun taten die Photonen etwas Unerwartetes: Durch die Gegenwart dieses lebendigen menschlichen Materials ordneten sie sich auf ganz andere Weise, zu regelmäßigen Mustern. Also hatte zunächst einmal die DNA einen direkten Einfluss auf die Photonen.

Nun wurde die Versuchsanordnung dahingehend verändert, dass die DNA wieder aus dem Behälter entfernt wurde. Was passierte jetzt? Normalerweise sollten sich die Photonen wie ganz zu Anfang unregelmäßig verteilen. Doch genau das taten sie nicht: Die Lichtteilchen blieben in ihrer geordneten Verteilung, als wäre die DNA noch anwesend. Hier wirkte ein Phantom – der Begriff ist griechischen Ursprungs und bedeutet u. a. Geist.

Was war das, was wirkte auf die Lichtteilchen, was überbrückte die Trennung zwischen den Photonen und der DNA? Durch dieses Experiment wurde klargemacht, dass es eine Energie gibt, durch die Veränderungen von Lichtteilchen, den Informationsträgern in unseren Körpern, verursacht werden. Da Menschen als Energiekörper mit ihrer Umwelt in Resonanz treten, bedeutet dies demnach auch, dass wir auf unsere Umwelt einwirken können, dass wir unsere Umgebung beeinflussen. Durch ein weiteres Experiment wurde dieser Effekt noch weiter verdeutlicht, wodurch auch die Fernanwendung von Matrix Inform quantenphysikalisch-wissenschaftlich untermauert wird.

## Gefühle wirken auch auf Entfernung

In einem anderen Experiment sollte untersucht werden, in welchem Umfang Gedanken eine direkte Wirkung auf die Funktion von Körperzellen haben. Und ob das auch noch gilt, wenn sich diese Zellen nicht mehr im Körper befinden, es sich also um isolierte Gewebeproben handelt. Denn normalerweise geht man davon aus, dass Gewebe wie Haut, Organe oder Knochen keine Verbindung mehr zu einem Körper haben, aus dem sie entfernt worden sind.

*Befinden sich viele Menschen mit negativen Gedanken, Gefühlen und Worten an öffentlichen Plätzen, lässt sich manchmal diese »schlechte Energie« fast greifen.*

Für diesen Versuch wurden Gewebeproben von einem Spender genommen und räumlich entfernt untergebracht. Zunächst hielt sich der »Vater« dieser Gewebeproben irgendwo im gleichen Gebäude auf. Nun wurden im Spender bestimmte Gefühle erzeugt und gleichzeitig die Zellen des Spenders auf eventuelle Reaktionen überprüft. Die Untersuchungen ergaben Folgendes:

▸ Die Zellen zeigten deutlich messbare physiologische Reaktionen.
▸ Die Reaktionen fanden ohne Zeitverzögerung statt.

Um den Effekt der räumlichen Trennung zu verifizieren, wurden Spender und Proben nun über mehrere Hundert Kilometer entfernt untergebracht. Auch in diesem Fall reagierte die DNA genauso schnell und ausgeprägt, als wäre das Zellmaterial noch im Körper des Spenders oder im Raum nebenan.

*Entfernung spielt keine Rolle. Eine energetische Transformation ist jederzeit und überall machbar.*

# Gegenseitige Beeinflussung

Das bedeutet wiederum: Wenn durch einen Quantenfeld alles miteinander verbunden ist, bleibt es auch miteinander verbunden. Das kann möglicherweise dramatische Konsequenzen haben – denken Sie nur an Organverpflanzungen und speziell an Herztransplantationen. Hier wird ein lebendiges Organ – unser energetisches Powerorgan – in einen anderen lebenden Organismus übertragen. In welchem Umfang verändert sich nun der Empfängerorganismus? Dazu gibt es bereits eindrucksvolle Fallbeschreibungen.

Aber es muss ja nicht gleich etwas so Ernstes wie eine Herzverpflanzung sein. Wir kommen täglich – beim Einkaufen, beim Arzt, in der Straßenbahn – mit anderen Menschen ganz dicht in physischen Kontakt. Wenn wir einander begrüßen oder uns verabschieden, geben wir uns die Hand, reiben uns die Nasen oder küssen uns auf die Wangen – je nach Gusto und Landessitte. Dann trennen wir uns wieder, und jeder geht seiner Wege. Wirklich? Oder ist derjenige, von dem wir uns gerade verabschiedet haben, noch auf das Engste mit uns verbunden, und wir haben seine momentan vorhandene schlechte Laune »geerbt«? Nur durch einen Händedruck?

# Nutzen Sie Ihr Potenzial

Sobald sich Menschen treffen, in einen Raum kommen, entstehen neue energetische Anordnungen. Die Raumenergie verändert sich. Energetische Ladungen bleiben anschließend auch noch längere Zeit erhalten, die Schwingungen sind nicht mehr neutral. So gibt es beispielsweise Häuser, in denen ein ständiger Wechsel von Geschäftsinhabern stattfindet, in denen die jeweiligen Besitzer oder Mieter immer Verluste zu verzeichnen haben, Wohnungen, in denen die Paare unglücklich sind und sich trennen.

Gehen wir noch einen Schritt weiter. Eine unter Stress stehende DNA zieht sich zusammen und verdichtet sich. Dafür sorgen z. B. negative Gefühle wie Wut, Depression, Hass, Neid oder Missgunst. Die angelegten Potenziale innerhalb der DNA können nicht oder nur eingeschränkt aktiviert werden. Damit werden wiederum die Selbstheilungskräfte nicht zu ihrer vollen Wirkung kommen, und wenn es erforderlich wird, können sich entsprechende Energien in bestimmten Krisensituationen nicht sofort voll entfalten. Der Mensch bleibt also deutlich unter seinen Möglichkeiten. Wenn im Gegenteil dazu ein Mensch entspannt, freudig und wohlgestimmt ist, gelingt ihm meist alles; er wird weniger oft krank, ist leistungsfähiger und belastbarer. In diesem entspannten Zustand dehnt sich die DNA aus, sie wird lichter und freier.

Menschen mit erhöhter Sensibilität können verdichtete Raumenergien spüren, etwa wenn zuvor ein Streit oder heftige Diskussionen

*Alle Energiefelder sind interaktiv, d. h., sie tauschen sich gegenseitig aus. Es entsteht Anpassung.*

stattfanden. Dann sprechen wir auch von »dicker Luft«. Oder Sie gehen einkaufen und betreten voller Kauflust ein Geschäft. Kaum im Geschäft, erfasst Sie ein ungutes Gefühl, Sie drehen sich um und verlassen das Geschäft, ohne einen Einkauf getätigt zu haben. Sie haben instinktiv gespürt, dass die Raumenergien für Sie nicht stimmig waren und Sie nicht damit in Resonanz gehen konnten oder wollten.

Führen Sie deshalb öfter bei sich und in Ihrer Umgebung eine energetische Reinigung durch. Dazu ist mit Matrix Inform jeder in der Lage. Laden Sie das morphische Feld eines Raumes mit neuer, klarer Energie und freundlicher Ausstrahlung auf. Entsprechende Energiemessungen mit eindeutigen Ergebnissen haben wir sowohl in Seminaren als auch bei Klienten an unterschiedlichen Wohnorten und in den unterschiedlichsten Belastungssituationen durchgeführt.

*Führen Sie in regelmäßigen Abständen eine energetische Reinigung bei sich selbst und in Ihrer Umgebung durch. Mit Matrix Inform haben Sie ein optimales Werkzeug dafür an der Hand.*

## Hausputz mit Matrix Inform

Ziel beim Hausputz mit Matrix Inform ist es, energetische Spuren im Raum bzw. an sich selbst zu bereinigen. Da jeder Raum und Körper sein eigenes morphisches Feld hat, muss auch diese Absicht ganz klar definiert werden.

Mit der einfachen Zwei-Punkt-Methode lässt sich das schnell und wirkungsvoll umsetzen:

- ▸ Bestimmen Sie Ihre Absicht. Ihr Ziel ist die energetische Reinigung, die Harmonisierung der bestehenden Energien. Dadurch sollen förderliche Energien aktiviert werden.
- ▸ Heben Sie eine Hand und richten Sie die Handinnenfläche von sich weisend in den Raum, den Sie reinigen wollen. Stellen Sie mental die Verbindung mit diesem Raum her. Lassen Sie sich von Ihrer Intuition leiten, welcher Raumbereich das sein soll.

144

▸ Suchen Sie nun mit der anderen Hand den korrespondierenden Punkt im Feld. Verbinden Sie Ihre Hände mental miteinander.

▸ Schaffen Sie durch langsames Ein- und Ausatmen Gedankenstille und lassen Sie los.

▸ Senken Sie die Hände und treten Sie zurück.

In ähnlicher Weise können Sie vorgehen, wenn Sie eine energetische Reinigung Ihres Körpers durchführen wollen. Sie sehen: Es läuft immer auf das gleiche Vorgehen hinaus. Mit der entsprechenden Variationsbreite der Methode kann man auf jede Situation des Lebens positiv regulierend einwirken.

*Energetische Raumreinigung ist, wie frische Luft durch das Öffnen eines Fenster hereinzulassen. Es klärt und reinigt die Luft – die Energie – im Raum.*

# Die wunderbare Kraft des Wassers

Von allen Elementen, die wir kennen – Erde, Luft, Feuer und Wasser –, ist Letzteres das unserer Ansicht nach vielfältigste Element unseres Planeten. Man kann es nicht nur trinken, auch zum Waschen und Zähneputzen kann man es benutzen. Es ist ein wunderbares Spaßelement: Man kann darauf gleiten, segeln, darin schwimmen und tauchen. Man kann sämtliche Fischarten, vom Hering bis zum weißen Hai, darin aufbewahren. Es ist der Retter in der Not, wenn es brennt. Es kann die Menschen aber auch in tiefste Not versetzen, wenn es als Urgewalt über die Ufer tritt und Zerstörung anrichtet. Wasser selbst dagegen ist unzerstörbar.

Wasser inspiriert den Dichter. Goethe schrieb: »Durch Wasser kommt alles, Wasser enthält alles!« Wasser lässt den Dichter Sagengestalten erfinden und bringt Astronauten zum Schwärmen: Die Erde ist der »blaue Planet«, und bislang hat man in unserer Galaxie noch keinen anderen Planeten entdeckt, der flüssiges Wasser und vor allem Wasser in dieser Menge aufweist: 70 Prozent der Erdoberfläche sind von Wasser bedeckt.

Wasser ist also ein ganz besonderer Stoff: Es ist der Stoff, der seit Anbeginn unseres Universums vorhanden war. Wasser weckt und erhält Leben, nimmt Energie von der Sonne auf und verteilt diese in gewandelter Form im ewigen Kreislauf an Pflanzen, Tiere und Menschen. Wasser fließt, verändert seine Form und Energie, wird als Wasserdampf zu Gas oder kristallisiert zu Eis. Verliert es seine Frische durch Stillstand und Abtrennung – z. B. in Binnenseen –, kann es zum fauligen Biotop werden.

Wasser kommt vom Himmel und strömt uns aus Quellen oder Brunnen munter plätschernd entgegen, manchmal auch als sogenanntes Heilwasser. In Verbindung mit einer Marienerscheinung hat sich eine Bergquelle in den Pyrenäen seit 150 Jahren als Wallfahrtsort besonders für katholische Christen einen Namen gemacht: Lourdes. Dieses Wasser wurde auf seiner Heilkraft hin untersucht: Danach handelt es sich um ganz normales Quellwasser ohne besondere messbare Qualität.

## Die unsichtbaren Botschaften des Wassers

Der japanische »Wasserprofessor« Dr. Masaru Emoto hat sich gemeinsam mit seinem Team seit Mitte der 1990er-Jahre durch die aufsehenerregenden Aufnahmen gefrorener Wassertropfen einen weltweit bekannten Namen gemacht. Damit konnte er die unterschiedliche Qualität von Wasser nachweisen. Und besonders der leere Raum im Atom hat es Dr. Emoto angetan: »Dies ist der wich-

In seinem Buch »Die Botschaft des Wassers« (siehe S. 173) veröffentlichte Dr. Masaru Emoto Bilder seiner Wasserexperimente. Wurde das Wasser mit klassischer Musik beschallt, ordnete es sich zu wunderschönen Kristallformen an, bei Heavy Metal wies es dagegen eine ungeordnete, chaotische und hässliche Struktur auf.

tige Bereich, denn in diesem leeren Raum speichern sich die Erfahrungen des Wassers und alle Erfahrungen des Kosmos!«
Ist das Wasser mit positiven Erfahrungen aufgeladen, positionieren sich die Moleküle zu wunderschönen Kristallformationen. Ist es verschmutzt oder mit negativen Informationen belastet, zeigt es diese wunderschönen Formationen nicht mehr.
Wasser kann also auf die ihm eigene Art und Weise mit uns Menschen kommunizieren. Wasser enthält Informationen, die es dem Menschen mitteilen kann: Es gibt sie an uns weiter, und wir integrieren sie in unseren Energiekörper. Und auch wir Menschen können über Schwingungen wie etwa Worte Informationen an das Wasser geben. Seien es nun Gebete, mit denen ein Priester in Japan einen verschmutzten Stausee klärt, seien es Musikstücke, mit denen Wasserproben beschallt wurden. Das »Heilwasser« aus Lourdes weist übrigens eine Engelform auf.

*Informieren Sie Ihr Trinkwasser durch eine Anbindung an lichtvolle Energien mit Matrix Inform.*

# Der Mensch als Energie- und Wasserkörper

Auch der Mensch besteht zu 70 Prozent aus Wasser, die Nervenzellen sogar zu 90 Prozent. Betrachten wir uns also als Energie- und Wasserkörper, können wir das Wasser gar nicht intensiv genug in unseren Gesundungsprozess mit einbeziehen. Wasser sorgt für den Transport lebenswichtiger Stoffe, reinigt und hält alles im Körper im Fluss. Ohne Wasser können wir nur wenige Tage überleben.
Viele körperliche Veränderungen könnten wahrscheinlich leicht behoben werden, wenn genügend Wasser getrunken würde. Die meisten Menschen denken, dass es ausreiche, hin und wieder einmal ein Glas Wasser zu trinken. Ein Erwachsener mit rund 70 Kilogramm

Körpergewicht besteht aus rund 49 Litern Wasser. Für den normalen Verbrauch durch körperliche Funktionen rechnet man bis zu zwei Liter Wasserbedarf täglich. Und allein in der Nacht verliert der Mensch unbemerkt fast einen halben Liter durch Körperausdünstung. Bei Fieber ist der Verlust wesentlich höher.

Auf den ersten Blick sieht Wasser immer gleich aus. Es erscheint uns als Regen, kommt aus einer Quelle, fließt aus der Wasserleitung, wirkt als sich ständig bewegender Ozean. Doch Dr. Emoto hat im Rahmen seiner Wasserforschungen erschreckend unterschiedliche Wasserqualitäten gefunden.

Wir können zwar davon ausgehen, dass wir uns durch die permanente Überwachung vonseiten der Gesundheitsämter nicht vergiften, doch wissen wir noch längst nicht, was in den Abwässern vorhanden ist, die aus den Großstädten und Industrieanlagen in unsere Flüsse gepumpt werden. Nicht auf allen für uns schädlichen Stoffen ruht das wachsame Auge der Umweltbehörden. Also ist Wasserqualität sicherlich nicht gleich Wasserqualität, und es wird kaum möglich sein, alle Informationen – besonders die nichtphysikalischen und nichtchemischen – zu erkennen.

*Wenn Sie sich energetisch etwas Gutes tun und es dabei möglichst bequem haben wollen, nehmen Sie ein Wannenbad und lassen sich und das Wasser von angenehmer Musik beschallen.*

## Wasser energetisch aufladen

Wenn sich jede Gemütsregung, jedes gesprochene Wort, jeder Gedanke und jede musikalische Information in Wasser nachweisen lässt, dann sind wir in der Lage, dem Wasser bestimmte Botschaften und Informationen aufzuprägen, es in einen »wohlgeformten« Zustand zu bringen. Was auch immer das Wasser an positiven Schwingungen aufnimmt: Diese Informationen werden gespeichert und als kraftvolle Struktur, als positive Energie in unserem Körper verteilt. Wenn Sie jede einzelne Ihrer 50 Billionen Körperzellen mit Le-

## Lebenselixier Wasser

▸ Wir sollten täglich mindestens zwei Liter Wasser trinken.

▸ Wir sollten darauf achten, dass wir sauberes Wasser trinken und im Alltag nutzen, also Wasser, das nicht negativ belastet ist.

▸ Wir sollten das Wasser, das in uns zirkuliert, in regelmäßigen Abständen reinigen.

▸ Wir sollten das Wasser, das wir trinken wollen, positiv informieren.

▸ Wir sollten unser Wasser als persönliches Heilwasser nutzbar machen (siehe unten).

benskraft versorgen wollen, müssen Sie das Wasser nur entsprechend energetisch aufladen und es dann trinken. In der Praxis sieht das wie folgt aus:

▸ Reinigen Sie das Wasser mithilfe von Matrix Inform.

▸ Nehmen Sie ein Glas oder eine Flasche mit stillem Wasser in die eine Hand und nehmen Sie mit der anderen Hand Kontakt mit dem Universum auf. Formulieren Sie die Absicht im Hinblick auf reine und lichtvolle Energien, atmen Sie aus und lassen Sie los. Probieren Sie das Wasser anschließend: Hat es eine andere Qualität, sowohl in puncto Geschmack als auch in puncto »Konsistenz«? Wir empfinden das Wasser danach als weicher, angenehmer, irgendwie runder.

*Sie können das Wasser auch mit Gedanken an Gesundheit und Liebe aufladen. Sie haben alle Möglichkeiten – Sie müssen sie nur nutzen.*

## Ihr persönliches Heilwasser

Um eine schmerzende Stelle am Körper zu behandeln, können Sie sich auch Ihr eigenes, ganz persönliches Heilwasser herstellen:

▸ Berühren Sie mit dem Zeigefinger oder der ganzen Innenfläche der einen, der empfangenden Hand die Haut der betroffenen Körperstelle. Bei Rechtshändern ist immer die linke Hand die empfangende Hand, bei Linkshändern ist es die rechte.

▸ Umschließen Sie mit der anderen Hand ein Glas klares, stilles Wasser. Halten Sie die Verbindung von Körperstelle (empfangende Hand) und Wasserglas (andere Hand) für drei bis vier Minuten aufrecht.

▸ Trinken Sie dieses »Heilwasser« nun schluckweise, über eine Stunde verteilt. Während dieser Zeit sollten Sie nichts anderes essen oder trinken. Die Zellschwingung reguliert sich zwar bereits nach dem ersten Schluck, doch muss der Zustand nun längere Zeit stabilisiert werden. Trinken Sie also das »Heilwasser« und warten Sie die nächsten Tage ab. Chronische Themen werden ihre Symptome binnen der nächsten drei Wochen erneut senden oder die sich in dieser Zeit abschwächenden Symptome wieder verstärken.

▸ Bereiten Sie sich mit der veränderten Zellinformation ein neues Glas »Heilwasser« zu.

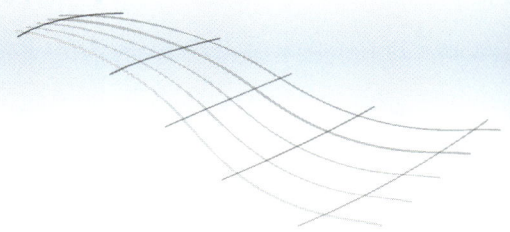

# Matrix Inform

## Versuche am Heede-Institut

Wer Matrix Inform bei sich selbst erlebt hat, konnte möglicherweise bestimmte Gefühle wahrnehmen: Es wurde warm, kribbelte im ganzen Körper, es baute sich ein kurzzeitiger Druck im Kopf auf, man kippte nach hinten weg und fand sich auf dem Boden liegend vor, glücklich lächelnd bis grenzenlos erstaunt. Oder man merkte gar nichts. Zumindest nicht kurzfristig.

Aus diesen Gründen sind wir versuchsweise einmal der Frage nachgegangen, ob die Wirkungen von Matrix Inform auch mit physiologischen Parametern korrelieren bzw. ob mit der Methode physiologische Wirkungen ausgelöst werden können.

*Energetische Einflüsse verändern physische Parameter.*

## Einfluss auf viele Bereiche

Obwohl wir nicht den Anspruch hatten, unseren Ergebnissen einen wissenschaftlich fundierten Anstrich zu geben, führten wir die Messungen dennoch möglichst standardisiert durch. Darüber hinaus beschränkten wir uns auf die Mittel aus der Praxis.

Die im Folgenden beschriebenen Tests haben wir durchgeführt und dabei die entsprechenden Werte gemessen. Und zwar untersuchten wir den Einfluss einer Matrix-Inform-Behandlung auf die folgenden Bereiche:

- ▸ Blutdruck
- ▸ Haut-/Körpertemperatur
- ▸ Hautfeuchtigkeit
- ▸ Stressresistenz
- ▸ Energiefeld allgemein, kontrolliert durch Dunkelfeld-Mikroskopie und Etascan

*Die Möglichkeiten sind unbegrenzt. Bislang konnten wir mit jedem Test beim Einsatz von Matrix Inform Veränderungen feststellen.*

# Einfluss
# auf den Blutdruck

Normalerweise wird der Blutdruck in altbewährter Manier mit Stethoskop und Blutdruckmanschette gemessen. Um den Faktor Hörfehler auszuschließen, wurden die Messungen alle mit einem elektronischen Messgerät durchgeführt.

Verzichtet haben wir auf eine Messung vor und nach dem Umfallen. Diese Veränderung der Körperlage führt zu typischen Veränderungen des Blutdrucks allein eben durch den Lagewechsel und hat damit keine Aussagekraft im Hinblick auf die Methode. Ansonsten wurde darauf geachtet, dass alle freiwilligen Probanden ruhig und ausgeglichen waren. Alle Messungen wurden auch im Sitzen durchgeführt.

Bei diesen Versuchen konnten wir nun ein sehr aufschlussreiches Ergebnis erzielen, was letztlich sogar zu der Überlegung führen könnte, das Verfahren unter exakten wissenschaftlichen Bedingungen, beispielsweise in einem sportwissenschaftlichen Institut, durchzuführen:

- ▸ In der Gruppe der Testpersonen mit eher niedrigem Blutdruckverhalten (90–110 mm/Hg systolisch) konnten wir den Blutdruck mit unserer Methode von Matrix Inform zielgerichtet um durchschnittlich 20 mm/Hg erhöhen.

▸ Bei den Testpersonen mit eher etwas höherer Blutdrucklage (140 bis 150 mm/Hg systolisch) konnten wir den Blutdruck um rund 20 mm/Hg senken.

▸ Ein Teilnehmer an unserem Versuch fiel mit einer Blutdruckentgleisung von 190/105 mm/Hg auf; der Blutdruck dieses Teilnehmers konnte binnen 15 Minuten auf 150 mm/Hg systolisch gesenkt werden.

Personen mit Kreislaufbeschwerden hätten die Möglichkeit, sich gezielt selbst mit Matrix Inform zu behandeln und dadurch eine Situation zu schaffen, in der beispielsweise die Einnahme blutdrucksenkender Medikamente mit all ihren potenziellen Nebenwirkungen reduziert werden könnte.

# Veränderung der Hauttemperatur

Hier wurde der Versuch dahingehend verändert, dass der Anwender gezielt versuchen sollte, mittels Matrix Inform die Hauttemperatur sowohl zu erhöhen als auch zu senken.

Die Ergebnisse bewegten sich in einem Bereich von plus bzw. minus 2 Grad Celsius, gemessen mit einer Temperatursonde in der geschlossenen Faust. Das zeigte, dass die Temperatur am Probanden sowohl nach oben als auch nach unten verändert werden konnte. Stellen Sie sich vor, welche Möglichkeiten sich damit beispielsweise bei einem Kind ergeben könnten, das nachts um drei Uhr mit Fieber aufwacht.

*Selbstverständlich gehören Menschen mit Erkrankungen unter ärztliche Aufsicht. Doch was kann den Betroffenen hindern, sich zusätzlich auf einfache Weise selbst zu helfen – ohne Risiko und Nebenwirkungen.*

# Messung der Hautfeuchtigkeit

Zunächst haben wir darauf geachtet, dass die Versuchspersonen sich in einem völlig ausgeglichenen psychischen Zustand befanden. Danach sollten sich die Probanden eine Situation vorstellen, die für sie mit psychischem Stress verbunden war. Der Wert sollte auf einer Stressskala von 0 bis 10 mindestens 7, besser 8 betragen. Daraufhin veränderte sich die Hautfeuchtigkeit teilweise recht drastisch: Der Ausgangswert war 20, der Messwert betrug binnen drei Minuten 55 und lag ansonsten im Mittel zwischen 35 und 40.

Nun wurde bei den Probanden in diesem Zustand der psychischen Erregung durch die vorgestellte Stresssituation Matrix Inform angewendet. Die Kontrollmessung fünf Minuten nach der Behandlung ergab einen Wert von unter 20. Der Wert auf der Stressskala wurde nun mit 0 bis 2 beziffert. Von diesen Ergebnissen ermutigt, haben wir den Hautwiderstand in Echtzeit gemessen.

*Ob Blutdruck, Hautwiderstand, Stimmungslage oder Stressfaktoren – die Einsatzmöglichkeiten sind unbegrenzt. Die einzige Grenze, die überwunden werden muss, ist die Begrenzung des eigenen Vorstellungsvermögens.*

# Messung des Hautwiderstands

Dieser Versuch ähnelte einem Test mittels »Lügendetektor«, der bekanntlich dazu dient, Stressverhalten im Körper aufzudecken. Das entwickelt sich beispielsweise, wenn man nicht die Wahrheit sagt. Lügen führt zu blitzschnell auftretenden physiologischen Veränderungen: Die Hände werden schweißnass, der Blutdruck verändert sich und dergleichen mehr. Nun ging es bei unserem Test nicht um das Aufdecken von Lügen. Doch wenn sich in einer Stresssituation bei einer Person der Hautwiderstand so schnell verändert – und das geschieht über die zunehmende oder abnehmende Hautfeuchtigkeit –, dann muss sich dieses ganz natürliche Verhalten auch am »Stressdetektor« nachweisen lassen. Und auch umgekehrt muss gelten: Beseitigt man den Stress mittels Matrix Inform, hat dies weniger nasse Hände, weniger Hautfeuchtigkeit und einen höheren Hautwiderstand zur Folge.

*Über Biofeedback-Geräte konnte gezeigt werden, dass man mithilfe von Matrix Inform binnen weniger Minuten auf eine Stressreaktion gezielt Einfluss nehmen kann.*

## Psychische Stabilisierung

Genau so geschah es auch: Über das Stressmonitoring konnten wir in Echtzeit demonstrieren, wie und über welchen Zeitverlauf sich der Hautwiderstand bei einsetzendem und reduziertem Stress veränderte. Dabei lief der Versuch folgendermaßen ab: Zunächst befand sich der Proband in einer emotionalen und körperlichen Ruhephase, in der sein Hautwiderstand gemessen wurde. Dann sollte er sich einen Stressfaktor vorstellen, und anschließend erfolgte eine Matrix-Inform-Behandlung inklusive erneuter Messung der körperlichen Veränderungen.

Der Ruhewert betrug 750 (ausgeglichene Reaktionslage, trockene Haut) und veränderte sich binnen 2 Minuten auf Werte um unter 200 (Haut nass, Stress wirkt). Durch psychische Stabilisierung mittels Matrix Inform stieg der Wert auf über 1000, und zwar binnen 7 Minuten nach der Behandlung.

Es zeigte sich: Die Behandlung wirkt, der Stress wird aufgelöst, die Haut wird trockener, der Hautwiderstand wird wieder größer. Hiermit können wir auch auf physiologischer Ebene beweisen, wie schnell man eine Person aus einer akuten Stresssituation befreien kann. Bei einem chronischen Problem mag es etwas länger dauern.

# Dunkelfeld-Experiment

Die ganze Welt des Blutes lässt sich in ihrer Vielfalt erst im Dunkelfeld-Mikroskop erkennen. Im Hellfeld-Mikroskop erkennt man nur die großen »Planeten«, die Blutkörperchen, und dazwischen die große Leere. Im Dunkelfeld-Mikroskop zeigt sich diese Leere in ihrer ganzen Pracht. Wiederum ein Beispiel: Sie betrachten tagsüber den blauen Sommerhimmel und sehen nur Sonne und eventuell ein paar Wölkchen. Betrachten Sie den Himmel aber bei Nacht am Frankfurter Flughafen, sehen Sie nicht nur die Sterne, sondern auch alles, was so in der Luft ist und blitzt und blinkt.

*Das Blut – ein ganz besonderer Saft. Mittels unterschiedlicher Blutuntersuchungen können vielschichtige Aussagen über körperliche Disharmonien getroffen werden.*

Dieses besondere Verfahren verbindet sich mit dem Namen von Professor Enderlein. Das mikroskopische Präparat, das Blut, wird auf eine besondere Art belichtet; das Gesichtsfeld bleibt dunkel, nur die Strukturen im Blut erzeugen eine Reflexion – wie die Sterne nachts. Dann kann man erkennen, dass das Blut nicht nur das flüssige rote Etwas in unserem Körper ist, sondern uns zahlreiche Hinweise auf die physiologischen bzw. pathologischen, also krankhaften Veränderungen im ganzen System geben kann. Dazu gehören beispielsweise die folgenden:

- ▶ Energiemangel
- ▶ Übersäuerung
- ▶ Bakterielle Belastungen

In unserem Dunkelfeld-Experiment wurden die Testpersonen, die entweder unter Energiemangel oder unter Stress litten, lediglich mit einer Matrix-Inform-Anwendung behandelt. Es war sichergestellt, dass durch ausreichende Flüssigkeitszufuhr das innere Milieu des Blutes entsprechend ausgeglichen war, also kein Flüssigkeitsmangel herrschte, die für Energiemangel typische »Geldrollenbildung« der roten Blutkörperchen (Erythrozyten) jedoch gegeben war. Die roten Blutkörperchen verfügen dann über eine reduzierte Sauerstofftransportfähigkeit und das Blut insgesamt über verschlechterte Fließeigenschaften.

Binnen 15 Minuten nach der Behandlung mit Matrix Inform zeigte sich, dass sich verklumpte Blutkörperchen wieder gleichmäßig verteilten und darüber hinaus vor Kraft nur so strotzten: Im Mikroskop sahen sie danach aus wie pralle Blutzellen, rund und gesund.

Damit wurde Folgendes demonstriert:

▸ Durch Matrix Inform verklumpt das Blut nicht mehr so stark, was u. a. auch einer Thromboseneigung – einer Neigung zur Gerinnselbildung – des Blutes entgegenwirkt.

▸ Durch Matrix Inform kann das Blut mehr Energie und Sauerstoff aufnehmen und bis in die kleinsten Gefäße hineintransportieren.

# Energiemessungen mittels Etascan

*Mit der Anwendung von Matrix Inform können Sie auch Ihren Organismus stabilisieren. Wenden Sie die Methode regelmäßig, ruhig auch mehrmals am Tag an – sie schadet keinesfalls. Ein Zuviel gibt es nicht!*

Mit dem Etascan tauchen wir tief in den Bereich der Quantenphysik ein. Der Scanner tastet das menschliche Energiefeld ab, so wie wir einen passenden Sender am Radiogerät suchen. Die Software des Geräts kann pathologische Schwingungsmuster aufdecken und damit den Gesundheitszustand erkennen. Dies ist möglich, weil jedes Organ seine spezifischen Frequenzen generiert. Und auch die pathologischen Frequenzen hat man mittlerweile erkannt, entsprechend dekodiert und den Organen zugeordnet.

Einen weiteren entscheidenden Vorteil bietet der Scanner dadurch, dass man bestimmte Prozesse – die Abweichung vom Normalen – schon früh und damit rechtzeitig erkennen kann, und zwar bevor die Krankheit in einer ausgeprägten Organveränderung auftritt. Damit erfasst das Etascan-Gerät den Menschen nicht als Organbündel, sondern als Energiekörper. Ein hervorragendes Gerät also auch zur Prävention.

Zusammengefasst ergibt sich: Neben allgemeinen Veränderungen, die sich erst nach längerer Zeit zeigen, können auch »Blitzerfolge« mit Matrix Inform erzielt werden, so etwa in akuten Stresssituationen. Es lassen sich auch punktuelle Resultate erzielen, wenn man auf physiologischer Ebene arbeitet – beispielsweise die Veränderung von Blutdruck und Körpertemperatur. Durch Selbstanwendungen lassen sich hier möglicherweise Medikamente einsparen und dadurch auch denkbare Nebenwirkungen reduzieren.

# Zum guten Schluss

## Rückblick und Ausblick

Dieses Buch ist für diejenigen geschrieben worden, die sich mit einer neuen Methode der (Selbst-)Heilung vertraut machen wollen. Statt endlos wissenschaftliche Theorien und Modelle zu erörtern, liegt der Schwerpunkt bei Matrix Inform auf dem Machen, dem Anwenden, das sich zudem als ausgesprochen einfach erweist. Dabei muss jeder eigene Erfahrungen und Überzeugungen gewinnen, entweder aus diesem Buch oder über entsprechende Seminare (siehe S. 172) oder bei der Anwendung der Methode.

Theorie ist eine Sache, doch bei Matrix Inform steht das Tun im Vordergrund. Sie müssen die theoretischen Hintergründe nicht kennen, damit es funktioniert. Sie müssen es einfach tun.

## Wer fragt, gewinnt!

Dabei tauchen oft typische Fragen auf, denen wir auch in unseren Seminaren immer wieder begegnen. Die Anwendung von Matrix Inform ist, wie Sie inzwischen wissen, eigentlich ganz einfach, ja geradezu spielerisch; lassen Sie sich deshalb auch nicht von Ihrem Verstand einschränken, wenn er Ihnen möglicherweise suggerieren will: »Das kann doch alles gar nicht sein!« Die Fragen, die bei der Anwendung von Matrix Inform auftauchen können, haben wir im Folgenden zu einem Fragen- oder besser: Antwortenkatalog für Sie zusammengestellt.

## Kann ich mich durch Übung verbessern?

*Ja, Übung macht auch hier den Meister. Allein schon dadurch, dass Sie besser mit den Händen arbeiten können, Dysbalancen am Körper leichter erspüren oder die Themen und die Absichtserklärungen leichter formulieren lernen.*

## Ich habe Angst, Fehler zu machen, wenn ich mit der Methode beginne. Wie kann ich die vermeiden?

*Fangen Sie einfach an. Sie machen keine Fehler. Das geht bei der Methode nicht. Halten Sie sich an den Programmablauf und lassen Sie alles geschehen. Dann warten Sie ab und fangen eben wieder neu an.*

Auch hier gilt: Übung macht den Meister. Haben Sie erst einmal ein erstes Erfolgserlebnis verspürt, steigt die Begeisterung, es weiter zu tun, in unvorstellbare Dimensionen.

## Muss ich an die Methode glauben, damit sie wirkt?

*Wenn Sie schwimmen können, springen Sie einfach ins Wasser. Ihren »Schwimmunterricht« haben Sie mit diesem Buch bekommen – also hinein ins Nass! Glauben Sie nur an sich und den Erfolg der Methode.*

## Geht die Fähigkeit wieder verloren, mit Matrix Inform arbeiten zu können?

*Nein! Matrix Inform anzuwenden ist einfacher, als laufen, schwimmen oder Rad fahren zu lernen. Sofort nachdem Sie dieses Buch gelesen haben, können Sie Matrix Inform anwenden, bei sich selbst und anderen. Sie können Ihre Fähigkeiten nur verbessern. Seminarteilnehmer können Ausbildungsabschnitte wiederholen, wenn sie sich noch zu unsicher fühlen, um selbstständig mit der Methode umzugehen.*

## Ich bin mir nicht sicher, ob ich Matrix Inform richtig und gut genug ausführe.

*Machen Sie sich diesbezüglich keine Gedanken. Lernen Sie loszulassen und setzen Sie sich nicht unter Druck. Außerdem sind Sie nach dem ersten Schritt nicht mehr Handelnder, sondern nur noch Beobachter. Nachdem Sie, wie eingangs erläutert, das Fenster aufgemacht haben, um die frische Luft in den Raum zu lassen, ist Ihre Arbeit getan. Bleiben Sie dabei, nur noch zu beobachten. Sie wenden Matrix Inform an, richten wird es die göttliche Weisheit. Sie brauchen sich darüber keine Gedanken mehr zu machen.*

## Verbraucht man eigene Energie, wenn man Matrix Inform anwendet?

*Nein. Um es nochmals deutlich zu sagen: Sie arbeiten zwar im Energiefeld, aber nicht mit Ihrer eigenen Energie. Es kann höchstens passieren, dass die andere Energie positiv auf Sie einwirkt. Das ist das Schöne an dieser Methode. Man fühlt sich nicht schlapp, wenn man eine Anwendung gegeben hat. Man zieht auch keine Krankheit ab und saugt sie in sich auf. Manchmal beklagen sich die Anwender eher darüber, dass sie nach Sitzungen am Abend so viel Energie haben, dass sie nicht schlafen können. Das scheint dafür zu sprechen, dass auch beim Anwender ein Heilungsprozess stattfindet. Gehen Sie davon aus, dass Sie nach dem Resonanzgesetz und einer erhöhten Schwingung auch noch im Feld des Klienten stehen, Sie beide miteinander in Resonanz sind und deshalb auch die Heilwirkung verspüren. Sie tun etwas Gutes, müssen nicht darüber reden und spüren es sofort am eigenen Leibe.*

## Soll ich mich auf eine Anwendung vorbereiten?

*Wenn es sich nicht um eine Gruppensitzung handelt, logistische Vorbereitungen getroffen werden müssen, die sich auf die Räumlichkeiten beziehen usw., sind keine besonderen Vorbereitungen notwendig. Sie sollten allerdings nicht gerade selbst »im Stress« sein, sondern Ruhe und Vertrauen ausstrahlen. Bitte beachten Sie, dass die Klienten*

Jedes Mal, wenn Sie eine Verbindung zu den hohen, lichtvollen Energien herstellen, wird Ihre Energie angehoben, und Verdichtungen werden transformiert. Zu Beginn sind außer körperlichen Reaktionen die Veränderungen manchmal nicht sichtbar.

deutliche körperliche Reaktionen verspüren können, bis hin zum Umfallen. Sie sollten darauf vorbereitet sein, den Klienten eventuell auffangen zu müssen, wenn Sie nicht ohnehin schon im Sitzen arbeiten. Da es sich um eine intensive und vertrauensvolle Zusammenarbeit handelt, sollten Sie auch darauf achten, wie es dem Klienten geht und ob er sich noch in einem Klärungsprozess befindet, bevor er sich von Ihnen verabschiedet. Diese Überlegungen sollten Sie auch mit berücksichtigen, wenn Sie eine Fernanwendung durchführen. Ihr Klient, Patient oder Freund wird sich über die Anwendung wesentlich intensiver freuen können, wenn er die positiven Wirkungen ohne Einschränkungen verspüren kann – wenn er sich also nicht die Beule behandeln lassen muss, nachdem er mit dem Hinterkopf gegen einen Schrank gefallen ist. Keinesfalls sollten Sie Matrix Inform beim Autofahren anwenden. Alkohol ist ebenfalls nicht opportun, stattdessen aber viel Wasser – beim Anwender wie beim Klienten.

»Zwangsbeglückungen« sind absolut nicht erwünscht. Oder möchten Sie, ohne vorher darüber informiert zu sein, Anwendungen bekommen?

### Ist es wichtig, dass ich mich erde, bevor ich in eine Anwendung gehe?

Das kann sicherlich nicht schaden. Wer sich erdet, bündelt seine Energien und verbindet sich mit der Erde. Anwender stellen auch fest, dass sie durch die Anwendung automatisch geerdet werden.

### Wie viel Druck sollte man bei der Anwendung mit den Händen ausüben?

Bei der Verwendung der Hände braucht man keinen Druck. Eine leichte Berührung ist völlig ausreichend, um die körperlichen Veränderungen zu spüren. Der Patient oder Klient bekommt keine Massage oder Akupressur. Und für Sie ist es wirklich einfacher, wenn Ihre Hände ganz entspannt sind. Irgendwann sind Sie bei der Anwendung von Matrix Inform so weit, dass Sie Ihre Hände überhaupt nicht mehr einsetzen müssen. Das bedeutet, dass Sie den Problembereich mit Ihren Händen nicht mehr betasten müssen.

## Ich spüre meine Hände nicht, wenn ich sie auflege. Was mache ich falsch?

Wir haben in den Kursen festgestellt, dass ein kleiner Prozentsatz der Teilnehmer Schwierigkeiten hat, Empfindungen wahrzunehmen. Das macht es am Anfang zunächst etwas mühsamer. Aber mit der Zeit und etwas Geduld haben auch diese Anwender gelernt, sich »einzu-spüren«. Fragen Sie sich als Erstes, ob Sie irgendwo in Ihrem Körper etwas spüren, ohne dass eine Stelle berührt wird. Wenn Sie Ihre Hände, Ihre Füße, Ihr Gesicht oder irgendeinen anderen Bereich des Körpers dadurch spüren können, dass Sie mit Ihrer Aufmerksamkeit dorthin gehen, haben Sie eine Basis, auf der Sie aufbauen können. Üben Sie wie beschrieben immer wieder neu.

Wenn Sie in den letzten Jahrzehnten wenig Aufmerksamkeit auf Ihre Hände gelegt haben, kann es manchmal etwas dauern, diese auch wirklich zu spüren.

## Wie wichtig ist es, sich auf die Anwendung zu konzentrieren?

Nachdem Sie Thema und Absicht formuliert haben, ist die Anwendung eigentlich beendet. Da Sie keine Energie fließen lassen, müssen Sie sich auch nicht anstrengen. Sie müssen keine Schwingung hochpuschen, Sie lassen die Energie ihre Arbeit tun. Sagen Sie nicht: Ich will, dass sich dieses oder jenes im Klienten verändert. Geben Sie keine Befehle.

## Wie lange dauert es, bis ein Klient merkt, dass sich bei einer Sitzung etwas tut?

Oft bemerken die Klienten innerhalb von ein paar Sekunden nach der Berührung, dass sich beispielsweise die Energie in einem Bereich oder der Schmerzpegel verändert hat. Im Allgemeinen berichten Klienten auch nach kurzen oder nur wenigen Sitzungen, dass sich Symptome stark verändert haben. Eine grundsätzliche Zeitdauer bis zur Veränderung kann man jedoch nicht angeben. Vor allem liegt es auch daran, dass manche Themen eben sehr komplex sind und nur durch mehrfache Anwendungen aufgelöst werden können.

### Was spürt ein Klient, wenn er eine Anwendung erhält?

Jeder Mensch ist anders und erlebt die Energie auf seine Weise. Manche Klienten spüren überhaupt nichts. Viele nehmen die Energie als Hitze, Kälte oder Prickeln wahr. Es sollte klar sein, dass alle Empfindungen, die durch die Arbeit ausgelöst werden, Signale dafür sind, dass die Sitzung wirkt. Wenn Klienten nach hinten oder vorn kippen und auf dem Boden abgelegt werden müssen, minutenlang die merkwürdigsten Verrenkungen machen, zittern, weinen oder lachen, dann ist das zwar immer ein sehr eindrucksvoller Effekt, aber keineswegs nötig, um die Wirkung einer Anwendung zu beurteilen. Möglich ist auch, dass sich der Zustand des Klienten kurzfristig negativ verändert: Er bekommt plötzlich Kopfschmerzen oder ein Druckgefühl am Hals – auch hier ist alles möglich. In diesem Zusammenhang soll auch noch einmal auf die Vorbereitung Ihrer Sitzung hingewiesen werden: Hilfreich sind ein paar Utensilien. Sollte der Klient umfallen, ist es vielleicht ratsam und angebracht, ihn noch eine Zeit lang liegen zu lassen und ihn mit einem Kopfkissen und einer Decke zu versorgen. Bleiben Sie in seiner Nähe, schenken Sie Zuwendung und Vertrauen – vor allem in sich und die Methode.

*Auch wenn direkt keine sichtbaren oder für den Klienten spürbaren Sensationen stattfinden, werden verdichtete Schwingungen transformiert. Haben Sie Vertrauen.*

### Auf welche Stellen am Körper muss man die Hände auflegen?

Sie können diese Punkte erkennen, indem Sie die Hände wie einen Scanner über den Körper gleiten lassen. Lassen Sie Ihrer Intuition freien Lauf. Wir brauchen unsere Vernunft nicht, wir folgen der Intelligenz des Körpers. Verabschieden Sie sich von der Idee, dass man an einer ganz bestimmten Stelle des Körpers arbeiten und dort Energie hinschicken müsse, damit sich hier die Energie verändert. Wer Matrix Inform anwendet, fungiert eben nicht als Kanal oder als Energiespender. Und irgendwann sind Sie so weit, dass Sie die Hände überhaupt nicht mehr auf den Körper Ihrer Klienten auflegen. Sie arbeiten völlig losgelöst.

> Bei einer Matrix-Inform-Anwendung fungiert der Anwender nicht als Kanal, es fließt durch ihn keine Energie zu seinem Klienten.

## Meine Hände werden nach der Anwendung wieder kalt oder hören auf zu kribbeln. Habe ich dann etwas falsch gemacht oder war ich zu schnell?

*Eine Anwendung von Matrix Inform ist in kurzer Zeit beendet. Da Sie nach dem Öffnen des Fensters nicht mehr tun als nur zu beobachten, werden Sie auch beispielsweise bald nichts mehr in den Händen spüren. Sie leiten einfach keine Energie weiter. Wenn Sie merken, dass die Anwendung vorbei ist, ist die Sitzung auch für Sie beendet.*

*Äußert der Klient eine Missempfindung, sollten Sie ihn in dieser Verfassung nicht nach Hause entlassen. Auch wenn die Reaktionen sehr intensiv sind, wäre es zu früh, die Anwendung an dieser Stelle zu beenden, sprich sich vom Klienten zu entfernen und ihn unbeobachtet in dieser Situation zu hinterlassen.*

## Wie oft muss ich Matrix Inform anwenden, bis es hilft?

*Es gibt keine Regeln dafür, wie viele Matrix-Inform-Anwendungen jemand braucht. Unsere Erfahrung: Bei lange andauernden, schwierigen und chronischen Beschwerden dauert die Hilfe oft länger als bei akuten Problemen bzw. solchen, die noch nicht so »alt« sind. In der Regel entscheidet der Klient von allein, wie oft er zu einer Anwendung kommen möchte.*

## Ist es ratsam, den Klienten nach der Anwendung Wasser trinken zu lassen?

*Ja, nach einer Anwendung empfiehlt es sich, den Klienten ein Glas Wasser trinken zu lassen. Es ist auch eine gute Idee, das Wasser vorher mit Energie aufzuladen. Wie das funktioniert, haben Sie bereits lesen können (siehe S. 149). Wenden Sie diese Übung unabhängig von einer Anwendung auch für sich an – täglich. Ihr Energiepegel steigt dadurch unglaublich.*

## Kann es zu einer Überdosierung und/oder Nebenwirkungen kommen?

Matrix Inform ist einfach. So einfach, dass es der Verstand nicht glauben will. Der Mensch ist so konditioniert, dass er glaubt, nur schwierige Dinge haben eine Wirkung.

*Schaden können Sie einem Klienten mit Matrix Inform nicht. Wenn ein Bereich des Körpers mehr Energie bekommt, als er braucht, schickt er nach dem Gesetz der kommunizierenden Röhren den Überschuss in einen anderen Bereich, der ebenfalls Bedarf hat. Weil Energie nur ausgleichend wirkt, kann man davon ausgehen, dass Matrix Inform frei von Nebenwirkungen ist und deshalb auch bei Babys und älteren Menschen ohne Probleme und ohne Gesundheitsschäden angewendet werden kann.*

## Kann ich auch negative Energie schicken?

*Noch einmal: Sie schicken keine Energie! Sie legen mit Ihrem Klienten Thema und Absicht fest. Damit sind Sie schon auf der sicheren Anwenderseite. Gleiches gilt für Fernanwendungen. Und was die Selbstanwendung betrifft: Warum sollten Sie sich selbst ein Bein stellen wollen? Außerdem gilt: Das Problem bei dem Versuch, eine Energie negativ zu verwenden, ist ihre schnelle Rückkehr zum Erzeuger. Wie man in den Wald hineinruft, so schallt es heraus – die alte Binsenweisheit ist auch ein Naturgesetz. Aus irgendwelchen Gründen scheint es die Welt so eingerichtet zu haben, dass Personen schnell* das zurückbekommen, was sie von sich gegeben haben. Wir arbeiten nicht mit »schwarzer Magie«.

## Können auch Blinde oder Kinder mit Matrix Inform arbeiten?

*Ja, selbstverständlich. Die »Welle laufen lassen«, wie wir es gern formulieren, hängt von der Aufmerksamkeit bzw. der Absicht ab. Deshalb können auch blinde Menschen, deren andere Sinne oft wesentlich empfindsamer ausgeprägt sind, Matrix Inform anwenden. Auch Kinder ab einem gewissen Alter können die Methode für sich nutzen.*

Wir verbinden uns mit einer »freien Energie«. Sie steht jedem Menschen 24 Stunden am Tag, 7 Tage die Woche und 365 Tage im Jahr zur Verfügung.

## Kann ich Matrix Inform anwenden, auch wenn ich nicht so intuitiv »beseelt« bin?

*Intuition ist keine Vorbedingung für eine erfolgreiche Matrix-Inform-Anwendung. Einige Anwender scheinen von Natur aus ein automatisches Gespür dafür zu haben, wo genau sie ihre Hände hinlegen müssen, welche »Werkzeuge« sie einsetzen sollen. Doch wenn Sie nach unserem Programm vorgehen, kommt »die Welle« automatisch. Sie brauchen sich nicht zu spezialisieren, Ihre Intuition wird sich entwickeln. Lernen Sie vor allem loszulassen! Dann klappt es schon – ganz wie von selbst!*

## Ich bemerke am Klienten keine sicht- oder fühlbaren Phänomene. Habe ich die Methode falsch angewendet?

*Nein, für diese Nichtreaktion gibt es verschiedene Gründe. Wer unter Medikamenten steht, hat ein stark verdichtetes energetisches Feld. Das bedarf mehrfacher Anwendungen. Weiterhin gibt es Menschen, die aufgrund ihrer Lebenshaltung und Lebensphilosophie sehr auf Selbstkontrolle bedacht sind. Diese Kontrolle findet auf der Ebene des Verstandes statt. Sie sind dann energetisch meist auch nicht sehr auf-*

167

geschlossen. Auch wenn der Anwender unkonzentriert ist oder sich unter Erfolgszwang setzt, kann ein derartiges Phänomen auftreten. Das Wichtigste sind spielerische Leichtigkeit und Vertrauen in sich und die Methode. Es kann nur das geschehen, was geschehen darf. In solchen Fällen empfehlen wir, so lange mit der Zwei-Punkt-Methode zu spielen, bis letztlich doch ein Zugang zum Klienten gefunden ist. Dies kann eine Körperstelle oder ein Thema sein. Ist der Zugang vorhanden, lässt sich von dort aus schrittweise alles andere »auftauen«.

# Schlussplädoyer im Fall Matrix Inform

*Denken Sie grenzenlos – alles ist möglich. Und zwar hier und jetzt sofort, nicht erst nach jahrelangen Schulungen.*

Am Ende dieses Buches möchten wir uns ein paar Minuten Zeit nehmen, um uns bei Ihnen zu bedanken: für Ihr Interesse an neuen Erfahrungen, an einer neuen Methode, an diesem Buch, und für die Zeit, die Sie mit diesem Buch verbracht haben. Sie inspirieren uns unaufhörlich, genau wie Hunderte anderer Menschen, die ihr Denken für die Möglichkeiten des Unmöglichen geöffnet haben. Wir möchten Sie nicht davon überzeugen, dass dieses System das einzig wahre System ist, das Sie von nun an praktizieren müssen, weil es das beste und göttlich ist – letzteren Begriff haben wir bislang bewusst weitgehend vermieden. Wir finden Matrix Inform aber deshalb so genial, weil wir keine ellenlangen Aufstellungen von Regeln beachten müssen, weil wir keine Geistwesen und keine Engelwelt bemühen müssen. Die universelle Energie ist einfach da, sie steht uns wie jedem anderen jederzeit unbegrenzt zur Verfügung, und wir brauchen keine besondere Einweihung, um mit der Methode umzugehen. Der esoterische Heiligenschein ist überflüssig.

Brauchen Sie die Erlaubnis höherer geistiger Instanzen, um bei sich oder einem anderen Menschen Heilung in Gang zu setzen? Wir glauben nicht – die höchste Instanz in Ihrem Inneren sind Sie selbst. Wir möchten nur, dass Matrix Inform bei Ihnen und anderen Menschen funktioniert: einfach, mehr oder minder schnell, aber doch deutlich und eben – heilsam! Die Heilung muss nur durch Sie aktiviert werden. Wir verfügen über ein unvorstellbares Potenzial, uns selbst zu helfen. Dabei sind Sie an keine Zeit oder einen bestimmten Platz gebunden. Die Methode funktioniert auch in der U-Bahn.

Sie haben jetzt, nachdem Sie dieses Buch bis hierher gelesen haben, wahrscheinlich die ersten praktischen Übungen gemacht oder vielleicht sogar schon im Rahmen eines Seminars die ersten wichtigen Erfahrungen gesammelt. Und so haben Sie vermutlich auch schnell gemerkt, wie verblüffend einfach der Umgang mit Quantenenergie sein kann. Wie die Welt, das große Ganze funktioniert, haben wir Ihnen auch nicht plausibel machen können, und wahrscheinlich wird dies für die Menschheit auch das ewige Rätsel bleiben. Doch sind wir der Meinung, dass man auch nicht alles wissen und erklären muss.

*Wenn Sie Ihren Wagen in die Waschanlage fahren, wollen Sie nicht wissen, wie die Computertechnologie dafür sorgt, dass Ihr Fahrzeug anschließend sauber, poliert und vor allem ohne Kratzer oder Beulen aus der Halle kommt. Sie wollen nur, dass es so ist.*

## Was Sie glauben, werden Sie erleben!

Die mentale Ebene, die Kraft Ihres Geistes, Ihres Bewusstseins verleiht Ihnen Macht. Auf der Ebene des Bewusstseins und auch auf der Ebene des Unterbewusstseins – kraft Ihrer Gedanken. Sie schaffen sich selbst ein neues Bewusstsein – Ihr neues Selbstbewusstsein, mit allem, was sonst noch – wenn auch verborgen – dahinter steht, aber hilfreich von Ihnen genutzt werden kann. Wenn es um Heilung geht, Ihre Heilung, sollten Sie das Schubladendenken herkömmlicher Heilmethoden hinter sich lassen.

Rupert Sheldrake hat mit seiner Idee des morphischen Felds deutlich gemacht, wie wir miteinander kommunizieren und interagieren. Wir sind mit jeder anderen Seele auf diesem Planeten verbunden. Jeder einzelne unserer Gedanken und jede einzelne unserer Handlungen beeinflusst jedes andere atmende Lebewesen. Damit beeinflussen wir die morphischen Felder nicht nur, wir werden durch den aktiven Rückkoppelungsmechanismus auch von ihnen beeinflusst. Daran erkennen wir, dass es sehr wichtig ist, was wir denken und erleben.

Sie können Matrix Inform auch mehrmals täglich anwenden. So etwas wie eine medikamentöse Überdosierung gibt es dabei nicht. Führen Sie nur diese Methode durch oder nutzen Sie sie als Ergänzung zu anderen Heilmethoden – alles ist möglich. Die einzige Angst, die Sie hinter sich lassen müssen, ist die, die Sie davon abhält, den ersten Schritt zu tun. Werden Sie zielstrebig, aber bleiben Sie spielerisch. Sie können immer selbst entscheiden, wie und wann Sie von Matrix Inform Gebrauch machen wollen. Denken Sie aber stets daran, dass Sie mit Matrix Inform etwas für sich tun. Es geht um Ihre Gesundheit, um Ihr Leben. Übernehmen Sie Verantwortung für Ihre Gesundheit. Auf den Rat oder die Untersuchung eines Fachkundlers aus dem Bereich der Schulmedizin und/oder alternativer Heilmethoden sollten Sie selbstverständlich nicht verzichten. Doch seien Sie mit Ihrem Wissen im Bedarfsfall ein kompetenter Partner Ihres Therapeuten.

*Mit der dargestellten Vorgehensweise können Sie Maßnahmen der Schulmedizin in vielen Fällen wesentlich unterstützen, möglicherweise diese sogar überflüssig machen und auch die Einnahme von Medikamenten reduzieren oder unnötig werden lassen.*

# Natura sanat – die Natur heilt

Wir, die Verfasser dieses Buches, empfehlen Ihnen, einen entsprechenden Versuch mit Matrix Inform zu wagen. Haben Sie den Mut, etwas zu tun, was heute zwar noch unkonventionell ist und sich nicht auf allen Ebenen rational erklären lässt. Morgen kann die Methode jedoch bereits zu einer medizinischen Standardbehandlung geworden sein. Ihnen steht schon heute eine bemerkenswerte Methode zur Verfügung, um Verdauungsprobleme, Liebeskummer, tief sitzende Ängste und andere Beschwerden zu heilen. Warten ist aus unserer Sicht sinnlose Zeitverschwendung. Dank eigener Erfahrungen können wir behaupten, durch die Methode ein Mittel an die Hand zu geben, das wir im therapeutischen Alltag nicht mehr missen möchten.

Matrix Inform kann von jedem angewendet werden. Deshalb soll das Verfahren an eine möglichst breite Bevölkerungsschicht weitergegeben werden, zur Selbstanwendung, aber auch zur Hilfe im Freundeskreis. Und natürlich an diejenigen, die bereits als medizinische Therapeuten tätig sind und möglicherweise nach Alternativen Ausschau halten.

Die Lösung der gesundheitlichen Probleme kann nicht darin bestehen, dass sich zwei Systeme – Schulmedizin und Alternativmedizin – wie Kontrahenten gegenüberstehen. Wenn beide Disziplinen zum Wohle des Patienten zusammenarbeiten, kann vieles anders, besser, kostengünstiger und humaner werden. Wann machen Sie Ihre persönliche Gesundheitsreform und informieren Ihre Matrix?

*Die Entscheidung liegt allein bei Ihnen – jetzt!*

Sprechen Sie nun das Urteil über die Methode Matrix Inform und machen Sie mit ihr Bekanntschaft – wenn Sie mögen.

*Den noch skeptischen Arzt kann dieses Buch vielleicht veranlassen, sich mit dieser Behandlung als Zusatztherapie für seine Patienten auseinanderzusetzen, um sie gegebenenfalls in seine tägliche Arbeit zu integrieren.*

## Adressen

Das vorliegende Buch bietet einen Einstieg in die Grundlagen von Matrix Inform. Dieses Wissen können Sie im Rahmen von Seminaren am Heede-Institut oder in der Praxis von Dr. med. Wolf Schriewersmann ergänzen und vertiefen:

### HEEDE-INSTITUT

Günter und Bärbel Heede
Metaphysik und energetische Heilweisen
E-Mail: info@heede-institut.de
Internet: www.heede-institut.de
www.matrix-inform.com

### DR. MED. WOLF SCHRIEWERSMANN

Osnabrücker Straße 8, 49219 Glandorf
Tel.: 05426 / 33 47
E-Mail: info@dr-schriewersmann.de
Internet: www.alternatives-heilen.com
www.dr-schriewersmann-glandorf.de

## Zu Matrix Inform sind erhältlich:

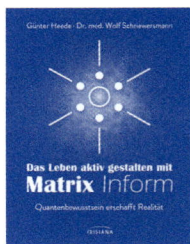

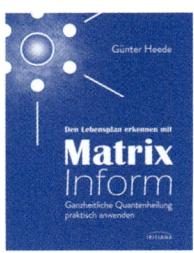

G. Heede, Dr. W. Schriewersmann

**Das Leben aktiv gestalten mit Matrix Inform**

ISBN 978-3-424-15134-3

Günter Heede

**Den Lebensplan erkennen mit Matrix Inform**

ISBN 978-3-424-15127-5

## Literatur

Arntz/Chase/Vicente: *Bleep*. Kirchzarten, VAK, 5. Aufl. 2007

Bartlett, Richard: *Matrix Energetics*. Kirchzarten, VAK, 3. Aufl. 2009

Bauer, Joachim: *Das Gedächtnis des Körpers*. Frankfurt/M., Eichborn 2002

Braden, Gregg: *Der Realitäts-Code*. Burgrain, KOHA, 3. Aufl. 2009

Braden, Gregg: *Im Einklang mit der göttlichen Matrix*. Burgrain, KOHA, 2007

Briggs/Peat: *Die Entdeckung des Chaos*. München, DTV, 9. Aufl. 2006

Chown, Marcus: *Warum Gott doch würfelt*. München, DTV, 3. Aufl. 2006

Davies/Gribbin: *Auf dem Weg zur Weltformel*. Köln, Komet 1995

Emoto, Masaru: *Die Botschaft des Wassers*. Burgrain, KOHA 2002

Froböse, Rolf: *Der Lebenscode des Universums*. München, Lotos 2009

Gallo, Fred P.: *Energetische Psychologie*. Kirchzarten, VAK 2000

Goswami, Amit: *Das bewusste Universum*. Stuttgart, Lüchow 2007

Govinda, Kalashatra: *Chakra Praxisbuch*. München, Südwest, 1. Aufl. 2009

Hicks, Esther und Jerry: *The Law of Attraction*. Berlin, Allegria 2008

Kensington, Ella: *Robin und das positive Fühlen*. Walchwil, Ella Kensington 2009

Klussmann, Rudolf: *Psychosomatische Medizin*. Heidelberg, Springer Medizin,
    4. Aufl. 1998

McTaggart, Lynne: *Das Nullpunkt-Feld*. München, Goldmann, 2. Aufl. 2007

McTaggart, Lynne: *Intention*. Kirchzarten, VAK 2007

Neuner, Werner: *Die Matrix des Bewusstseins*. Graz, Antasira 2004

Niederführ, Gisbert: *Heilen statt reparieren*. Bad Honnef, Bock 2008

Schmidt/Lang: *Physiologie des Menschen*. Heidelberg, Springer Medizin,
4. Aufl. 2007

Sheldrake, Rupert: *Das Gedächtnis der Natur*. Frankfurt/M. Scherz, 12. Aufl. 2008

Sheldrake, Rupert: *Das schöpferische Universum*. Berlin, Ullstein 2009

Sheldrake, Rupert: *Der siebte Sinn der Tiere*. Frankfurt/M., Fischer Taschenbuch,
    3. Aufl. 2009

Starkmuth, Jörg: *Die Entstehung der Realität*. Bonn, Starkmuth, 9. Aufl. 2009

# Register

## Impressum

© 2012 by Irisiana Verlag, einem Unternehmen der Verlagsgruppe Random House GmbH, 81673 München

Redaktion:
Dr. Ulrike Kretschmer
Projektleitung:
Sven Beier
Redaktionsleitung:
Karin Stuhldreier
DTP/Satz und Gesamtproducing:
Dr. Alex Klubertanz
Bildredaktion:
Annette Mayer
Korrektorat:
Nicola von Otto

Druck und Bindung:
Těšínská tiskárna a.s.,
Český Těšín
Printed in
the Czech Republic

ISBN: 978-3-424-15131-2
579/086140310X817 2635 4453 6371

## Über die Autoren

Günter Heede, Jahrgang 1953, ist seit mehr als zehn Jahren als Schulungs- und Ausbildungsleiter im Bereich Alternative Heilmethoden und Energiearbeit tätig. Das von ihm und seiner Frau gegründete Heede-Institut steht seit Jahren für die verständliche Vermittlung von Wissen aus den Bereichen Metaphysik und Energetische Heilweisen. Seit 2008 bietet er über sein Institut Basis- und Spezialseminare dazu an.

Dr. med. Wolf Schriewersmann, geboren 1950, ist Facharzt für Allgemeinmedizin und Naturheilverfahren sowie Facharzt für Anästhesie und Rettungsmedizin. Seit 1989 ist er als Hausarzt und Notarzt im Einsatz. Seine besondere Aufmerksamkeit gilt seit mehr als 20 Jahren alternativen Heilmethoden und der Energiemedizin. »Geistiges Heilen« gehört mit zu seinen erlernten und praktizierten Methoden, wie jetzt auch das Arbeiten mit der Matrix.

## Hinweis für unsere Leser

## Bildnachweis

Umschlaggestaltung: Geviert–Büro für Kommunikationsdesign, München, unter Verwendung von Illustrationen von Irina Schönleber
Illustrationen: Bettina Kammerer, München

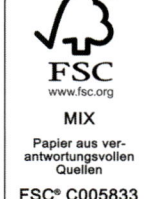

FSC
www.fsc.org
MIX
Papier aus verantwortungsvollen Quellen
FSC® C005833

Verlagsgruppe Random House FSC®-DEU-0100

Das für dieses Buch verwendete FSC®-zertifizierte Papier *Profimatt* liefert Sappi, Ehingen.